내 아이를 위한
목소리 태교
엄마 아빠의 목소리로 사랑하는 아이와 마주하기

내 아이를 위한
목소리 태교
엄마 아빠의 목소리로 사랑하는 아이와 마주하기

김나연 · 선호제 지음

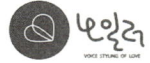

Contents

들어가는 말
태교에서 '목소리'가 가지는 의미 ● 08

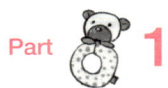

Part 1

목소리 태교의 정석, 보이스 스타일링

1. 모든 태교의 중심은 '들려주기' ● 15
2. 태아는 생각보다 많은 것을 느끼고 배운다 ● 21
3. 엄마와 아빠의 목소리야말로 가장 효과적인 태교 ● 27
4. 목소리 태교의 열쇠는 '제대로 말하기' ● 37
5. 목소리 태교의 정석, 보이스 스타일링 ● 43

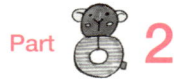

Part 2

호흡은 목소리에 우선한다

1. 숨결은 생명의 시작, 자연의 순환, 우주의 질서이다 • 51
2. 좋은 목소리를 내는 특급비밀, 의식적인 호흡 • 55
3. 복식호흡이 인체에 미치는 신비로운 효과 • 63
4. 말에 혼을 불어넣는 말하기호흡 • 69
5. 엄마 아빠의 호흡이 곧 아이의 숨결이다 • 85

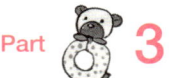

Part 3

태교의 시작, 목소리

1. 태교는 목소리로 시작하고, 목소리로 마무리한다 • 93
2. 호흡이 담긴 목소리는 편안하고 부드럽다 • 101
3. 말하기호흡과 동그라미호흡의 차이 • 109
4. 동그라미호흡은 부모와 아기 모두를 감싸준다 • 119
5. 엄마 아빠의 목소리는 아기에게 다가가는 첫인상이다 • 127

Contents

Part 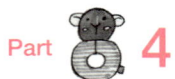 4

태교의 모든 것, 사랑

1. 아이는 목소리로 희로애락을 느낀다 ● 135
2. 사랑은 작은 대화에서 시작된다 ● 141
3. 태교의 핵심은 태담이다 ● 147
4. 포물선대화 사이에 아이의 편안함이 존재한다 ● 153
5. 엄마 아빠의 태교는 아이의 두뇌를 발달시킨다 ● 165

Part 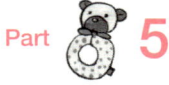 5

보이스 스타일링의 완성은 사랑이다

1. 보이스 스타일링은 왜 태교에 적합할까? ● 175
2. 보이스 스타일링의 놀라운 효과 ● 187
3. '생각하고 말하기'와 낭독훈련 ● 207
4. 일상에서의 감정훈련법 ● 233
5. 아이와 부모를 사랑으로 연결하는 낭독 태교의 힘 ● 241

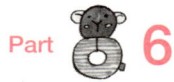

Part 6

목소리는 결국 성격과 성품을 좌우한다

1. 엄마 아빠의 목소리 변화는 아이가 가장 먼저 느낀다 ● 253
2. 태내 10개월의 교육이 생후 10년 교육보다 앞선다 ● 257
3. 동그라미호흡은 아이의 성격에 영향을 미친다 ● 263
4. 포물선대화는 아이의 성품을 바르게 한다 ● 267
5. 엄마 아빠의 목소리 효과는 출산 이후에도 계속한다 ● 271

부록

아빠의 태담, 태교일기 ● 275
아빠의 태담 ● 276
아빠의 태교일기 ● 293

나오는 말

보이스 이펙트를 위한 보이스 스타일링의 중요성 ● 301

들어가는 말_

태교에서 '목소리'가 가지는 의미

태교의 핵심은 음악이나 말하기 같은 들려주기이다. 듣는 것이야말로 배 속의 아기에게는 세상과 연결되는 결정적이고 중요한 감각이기 때문이다. 그중에서도 목소리를 통한 말하기는 부모가 아이에게 해줄 수 있는 가장 직접적이며 효과적인 태교의 방법이다. 그러므로 아이에게 아무렇게나 들려줄 수는 없다. 태교란 부모가 바른 마음으로 행동을 삼가고 세상을 살아나가기 위해 필수적인 것들을 아이에게 가르쳐주는 일이다. 제대로 말하기가 필요한 것은 당연한 일이다.

그렇다면 우리는 어떻게 해야 제대로 말을 할 수 있을까. 제대로 말하기란 어떤 걸 말하는 걸까. 살아가는 동안 우리는 끊임없이 목소리를 사용하고 말을 한다. 그러나 제대로 말하기를 실천하는 사람은 드물다. 제대로 말하기란 말하는 이의 뜻과 느낌을 정확한 발음으로 상대에게 전하고 공감을 얻는 올바른 말하기이다.

보이스 스타일링은 말의 근본 원리에 충실한 제대로 말하기 방식이다. 동그라미호흡을 기반하여 목소리와 말이 만들어지는 원리대로 말하면 말에 진정성이 담기고, 명확한 발음으로 생각과 느낌을 상대에게 전할 수 있다. 더 나아가 상대를 포용하고 공감과 소통을 이루는 진정한 의미의 대화가 가능해진다. 제대로 된 말하기를 통해 우리는 목소리와 말에 나만의 개성과 정체성을 담을 수 있다. 그런 면에서 보이스 스타일링은 말하기 방식인 동시에 주체적이고 올바른 삶을 향한 철학적 지향성을 내포한다.

무엇이든 한번 틀이 잡히면 되돌리거나 수정하기 쉽지 않다. 그러므로 듣기와 말하기 기능이 형성되는 초기 단계부터 제대로 말하기를 올바르게 시행할 필요가 있다. 그런데 그러한 기능은 엄마의 배 속에 있을 때부터 이미 시작된다. 보이스 스타일링을 통해 제대로 말하기 방식을 습득한 부모는 아기의 첫 스승이 되어준다.

태아기의 보이스 스타일링이 중요한 이유는 아이와 부모가 소통하고 한 가족으로서 일체감을 가질 수 있기 때문이다. 아이는 호의와 애정, 진심을 담은 부모의 말소리를 들으며 자신이 한 가족의 일원으로 기꺼이 받아들여진다는 사실을 느낄 수 있다. 이렇게 한 가정의 가족으로 무사히 안착한 아이는 부모의 애정을 바탕으로 사람들과 원활한 소통을 이룰 수 있다. 따라서 제대로 된 말하기 방식인 보이스 스타일링은 태교의 가장 이상적인 방법이라 말할 수 있다.

사실 보이스 스타일링을 통한 올바른 태교는 나 자신의 경험이기도 하다. 세상의 모든 엄마들은 내 아이가 건강하고 행복하게 세상과 마주하기를 바란다. 나 역시 그랬었다. 하지만 둘째 아이를 가진 지 6개월 만에 자궁문이 열리는 고초를 겪었고, 그 때문에 한동안 병원 신세를 져야 했다. 안정을 위해 몇 달이나 꼼짝없이 누워 지내야만 했던 내게 당시 허락된 유일한 일은 책 읽기였다. 직업이 성우인 나는 자연스럽게 소리 내어 책을 읽어갔다. 낭독을 통해 정신적으로 힘들었던 나를 다스리고, 배 속의 아이에게도 엄마의 다정한 목소리를 들려주고 싶었기 때문이다. 한 손은 배를 감싸고, 다른 한 손으로는 책장을 넘기며 진심을 담아 아이에게 날마다 책을 읽어주었다. 그리고 그 효과는 기대 이상이었다. 책을 읽으면 늘 마음이 평온해졌고, 아이도 무사히 건강한 모습으로 태어났다. 그 아이는 지금껏 병치레 한번 없이 건강히, 그리고 긍정적이고 따뜻한 품성을 지닌 어른으로 성장했다. 나는 그 같은 결과가 책 읽어주기의 힘이었다고 지금까지도 믿는다.

나의 경험과 함께 보이스 스타일링 센터에서 만난 여러 수강생의 사례를 통해 올바른 태교는 다른 무엇보다도 엄마의 목소리를 제대로 들려주는 것에서 시작한다고 확신했다. 그래서 기회가 될 때마다 예비 엄마들에게 아이가 배 속에 있을 때부터 보이스 스타일링을 시작하라고 권하였다. 보이스 스타일링을 통해 자신의 정체성을 찾은 엄마의 말소리는 태아에게 오롯이 전달되어 건강하고 따뜻한 인성을 지닌 아이로 자라게 된다.

보이스 스타일링은 30년 성우 생활의 축적된 경험에서 길어 올린 체험적 이론이다. 그런 자부심과 자신감에 힘입어 지금까지 총 두 권의 책을 냈었다. 첫 번째 책인 〈말의 품격을 더하는 보이스 스타일링〉에서는 보이스 스타일링 원론을 다루었다. 그리고 이를 바탕으로 두 번째 책에서는 실제 여러 분야에 보이스 스타일링을 적용하고, 이론을 실천하여 얻을 수 있는 효용을 다루었다.

그 두 번째 책이 바로 최근 가장 핫한 트렌드인 유튜버를 위한 목소리 책 〈프로 유튜버에 딱 맞는 목소리 만들기〉이다. 1인 미디어 역시 방송이기에 내레이션이나 대화법 등 말의 연습이 필수이다. 그런데 스피치에 관한 서적은 많이 나왔지만, 유튜버들에게 제대로 된 말하기 방식을 알려주는 책은 없었다. 말의 기교를 가르치는 강의와 교재가 넘쳐날 뿐, 그 누구도 본질적인 면에는 집중하지 않았다. 그런 면에서 〈프로 유튜버에 딱 맞는 목소리 만들기〉는 나름의 의의가 있었다. 그리고 보이스 스타일링의 효과를 태교와 접목한 이번 편은 보이스 스타일링에 관련한 세 번째 책이다.

보이스 스타일링을 행하며 조금씩 성장해가듯, 책을 쓰는 작업을 통해 우리의 이론 체계도 발전과 성장을 거듭해왔음을 체감한다. 첫 책에서는 목소리와 말에 대한 체험적 깨달음을 말하기호흡, 동그라미호흡, 포물선대화로 이론화하였다. 그리고 두 번째 책에서는 동그라미호흡을 통한 제대로 말하기 방식을 정립했다. 마지막으로 태교와 관련한 이번 책에서는 엄마와 아빠의 동그라미호흡이 만나 두 사람의 교집합과도 같은 태아를 감싸 안는 포물선대화의 실체를 확인함으로써 보이스 스타일링 이론의 마지막 단계인 포물선대화의 세부를 완성하였다. 무엇보다도 보이스 스타일링 기초 이론의 완성이 생애에서 가장 중요한 시기인 태아에 대한 교육을 다루었다는 점에서 더욱 의미가 크다.

보이스 스타일링은 생명의 본질인 호흡으로부터 출발한다. 엄마와 아빠, 더 나아가 우주의 기운과 아기가 하나가 되는 것은 호흡을 통해서이다. 보이스 스타일링 태교를 통해 태아는 호흡이라는 끈끈한 생명의 끈으로 부모와 연결된다. 부모 스스로가 주체가 되어, 건강하고 매력적인 목소리로 만나는 태아는 엄마 아빠의 품에서 자연스럽게 한 가족이 된다. 그런 의미에서 나는 이 책을 '보이스 스타일링 가족 프로젝트'라 부르고 싶다.

태아에게 들려주는 엄마 아빠 목소리의 중요성은 몇 번을 강조해도 지나치지 않는다. 태아에게 올바른 방식으로 말을 건네고 책을 읽어주자. 일생 다시 오지 않을 이 특별한 시기를 절대로 놓치지 않길 바란다. 이 시기 보이스 스타일링을 만난 당신은 행운아다. 엄마와 아빠가 보이스 스타일링의 각 단계를 차분히 실행한다면, 아기는 태어나는 순간부터 엄마와 아빠의 목소리를 기억하고 반가움의 울음을 터뜨릴 것이다.

끝으로 서툴고 부족한 엄마였음에도 건강하고 사랑스럽게 자라준 은경, 은태와 한결같이 따뜻한 사랑으로 버팀목이 되어준 남편에게 고마운 마음을 전한다. 육아에 가사 일까지 정성을 다해 도와주셨던 엄마와 형님께도 깊이 감사드린다. 그리고 이 책을 함께 집필한 선호제 성우에게도 고맙다는 인사를 전하고 싶다.

2020년 8월 김나연

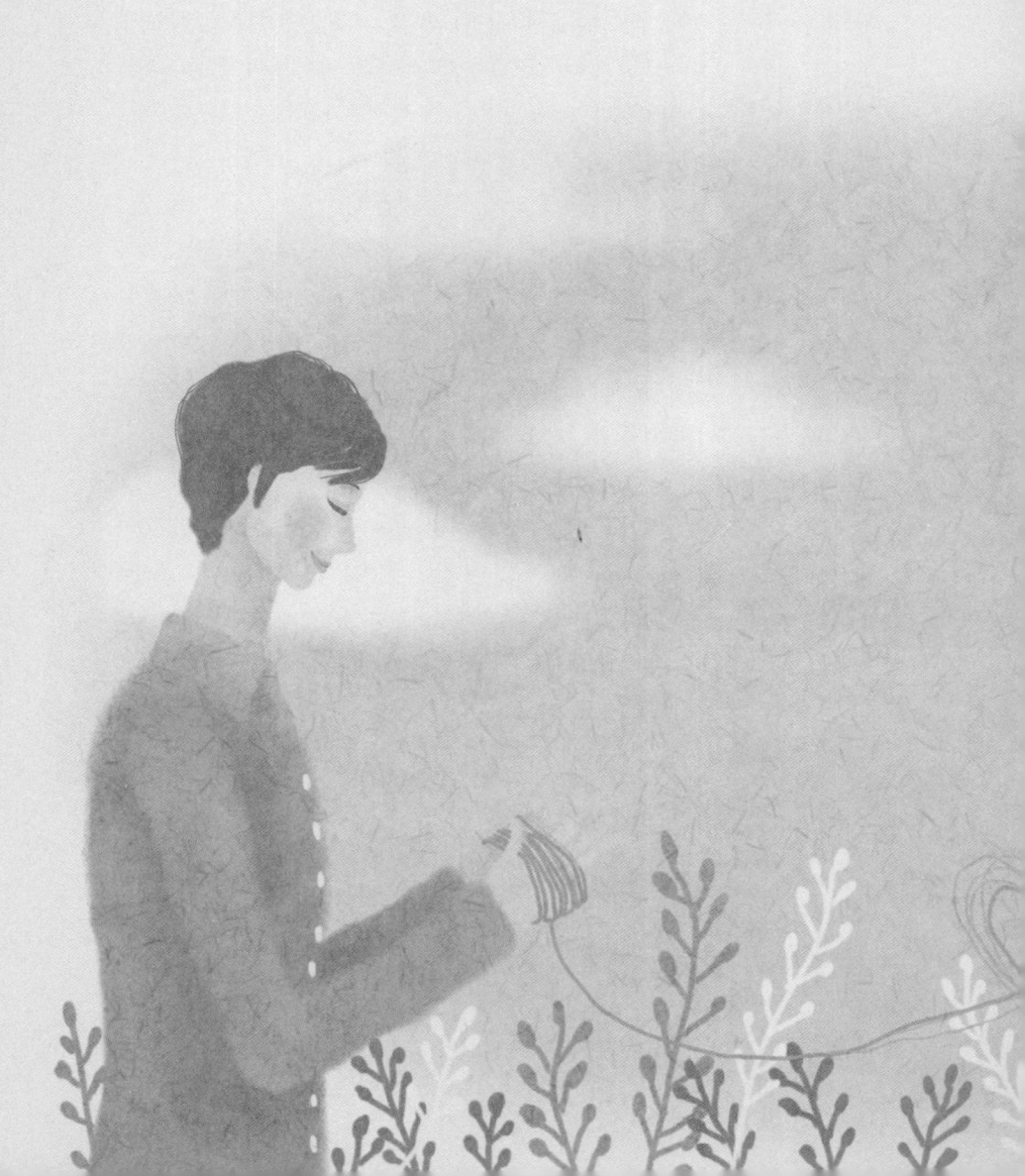

Part 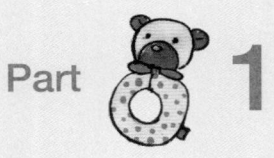 1

목소리 태교의 정석, 보이스 스타일링

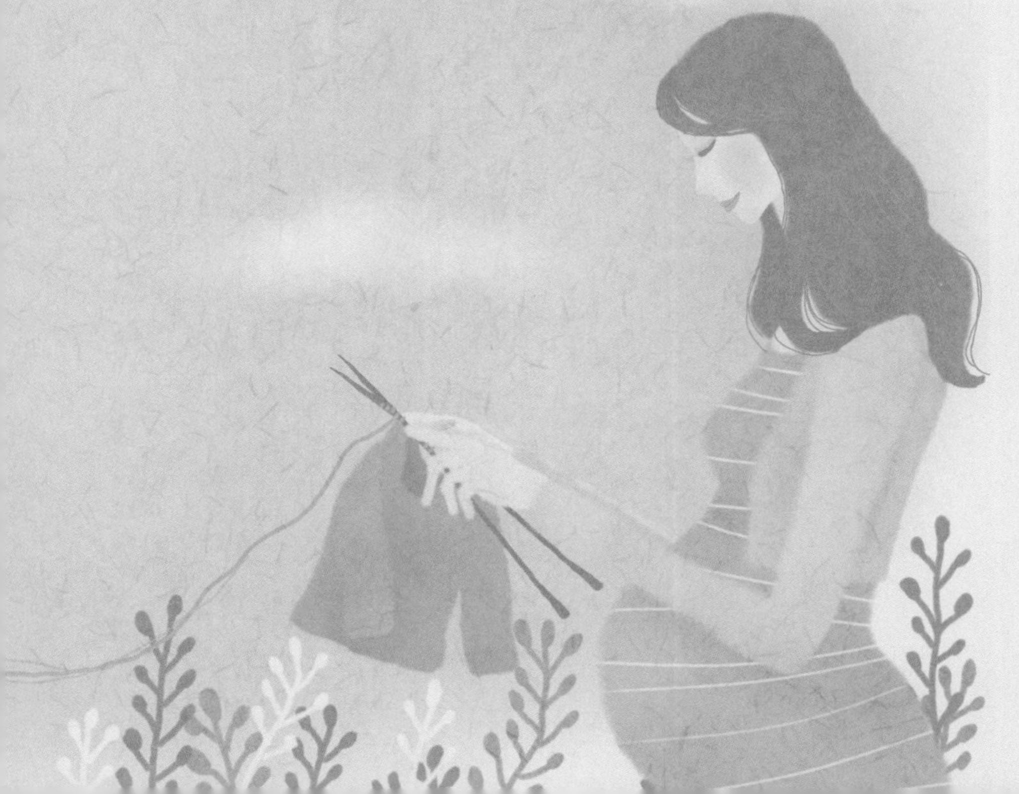

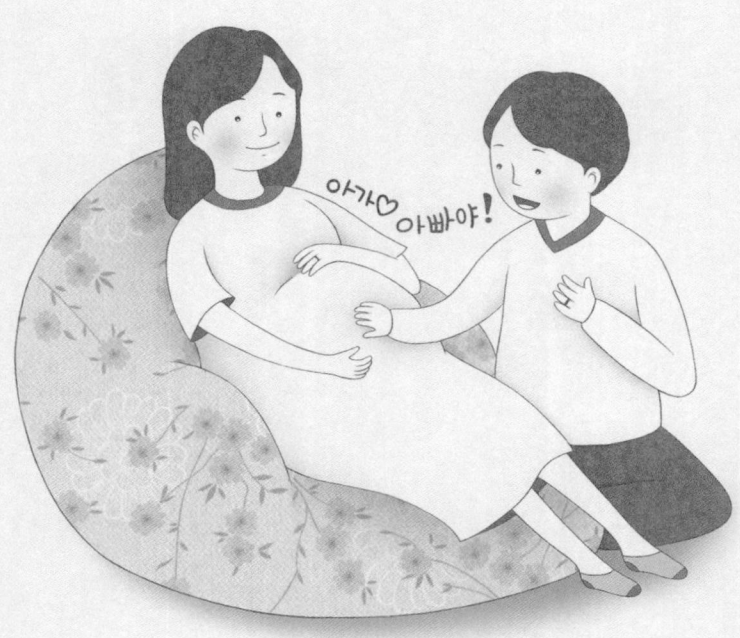

모든 태교의 중심은 '들려주기'

   풀 냄새 가득한 깊고 아늑한 숲을 떠올려보자. 숲은 평온하고 조화롭다. 연한 새싹과 무성하게 흐드러진 잎새들이 어우러진 녹음에 손을 대면 상큼한 녹색 빛깔이 묻어날 것만 같다.

   숲을 이루는 모든 풀과 나무들은 다른 곳을 비추는 햇살을 탐하지 않는다. 자신을 따뜻하게 감싸는 한 줌의 햇살만으로도 만족한다. 햇살뿐 아니라 뿌리를 품은 흙, 숲 사이에 감도는 바람 등 숲을 이루는 모든 것들이 함께 누려야 하는 것임을 알기 때문이다. 사람 역시 숲의 주인이 될 수는 없다. 새와 다람쥐, 곰과 들소 같은 동물들처럼 숲을 이루는 일부분일 뿐이다.

그러한 이유로 북아메리카 인디언의 태교는 태아에게 숲의 소리를 들려주는 것으로 시작한다. 배 속의 아이는 새소리, 바람소리, 물소리를 들으며 맑고 투명한 자연의 순수를 영혼 속에 새긴다. 숲의 구성원인 풀과 나무, 동물들 하나하나에 대해 조용히 일러주는 어머니의 음성에서 인디언 아기는 함께 어울려 살아가야 할 자연 속의 다른 존재들을 인식한다. 그리고 자연스레 상대에 대한 존중과 배려, 이해와 공감, 소통과 공존의 방식을 체득한다.

우리 역사상 가장 현명한 어머니로 꼽히는 사람은 율곡 이이의 어머니 신사임당이다. 그런데 그녀의 호는 왜 사임당師任堂일까. '당堂'은 거처하는 집을 말한다. 옛사람들은 자신의 거처 이름인 당호를 호로 삼기도 했다. 즉, 사임당은 집의 이름이면서 동시에 그 집의 주인인 신사임당의 별호이다. 그리고 '사임師任'이란 '태임太任을 스승으로 삼는다.'라는 의미이다. 사임당이 가장 본받고자 했던 사람이 곧 태임이었기 때문이다.

그렇다면 태임은 누구일까. 그녀는 주역을 지었다고 알려진 중국 주周나라 문왕의 어머니이다. 동양 문화권에서 태임은 태교 문화의 원조로 여겨진다. 한나라 때 쓰인 《열녀전列女傳》에 의하면 태임은 무슨 일이든 한결같이 성의를 다하고 몸가짐이 단정하며 처신이 엄하고 바른 사람이었다. 문왕을 임신했을 때 그녀는 악하거나 흉한 것을 보지 않았다. 또 음란한 소리를 듣지 않았으며, 오만한 말을 입 밖에 내지 않았다.

태임뿐 아니라 주나라 왕실의 어머니들은 특별히 현명한 어머니상으로 전한다.《열녀전》에서는 태임의 시어머니인 태강과 며느리인 태사까지 모두 망라하여 '주나라 왕실의 세 어머니周室三母'라는 제목으로 함께 다루고 있다. 태임 이후 주나라 왕실은 태교를 왕실의 필수적인 의례로 만들었고, 그를 통해 장차 왕이 될 세자의 인성을 함양하려 노력했다.

> 《대대례기》에 따르면 주 왕실 왕후는 임신한 지 7개월이 되면 원래 머물던 거처를 떠나 다른 처소로 옮겨갔다. 처소에는 왕실의 악관인 태사가 관악기를 들고 문의 왼쪽에, 오른쪽에는 또 다른 관리인 태재가 소반을 들고 서서 대기했다. 왕후가 예에 맞지 않는 음악을 듣고자 하면 태사는 '연주법을 익히지 않은 음악'이라 말하며 연주하기를 거부했다. 또한 태아에게 해로울 만한 음식을 먹고자 하면 태재가 왕비를 만류했다고 한다.

동서양을 통틀어 최초의 태교서적이라 일컬어지는 조선 시대 사주당 이씨의 《태교신기》는 임신부가 갖춰야 할 정신적 자세는 물론 금기사항, 음식의 섭취와 일상생활, 태내 교육에 이르기까지 태교의 모든 것을 담았다. 또한 부성 태교의 중요성과 방법도 언급하여 태교가 부모 모두의 몫임을 강조했다.

미국의 스세딕 태교는 영재 태교로 유명하다. 일본인 지쓰코 스세딕은 미국인 남편 조셉과 결혼하여 네 자녀를 길러냈다. 그녀는 첫째를 임신했을 때 남편과 함께 줄곧 아이에게 말을 걸었다. 책을 읽어주고 노래와 음악도 들려주었다. 가벼운 인사말은 물론, 주변에서 볼 수 있는 사물이나 동물, 꽃, 나무 등을 태아에게 가르쳐주었다. 슈퍼나 병원 가기 같은 일상생활, 인간사회를 이루는 것들의 기능과 역할 등을 일일이 말로 설명해주었다. 또 그러한 설명뿐만 아니라 보고 듣고 느끼고 향기 맡고, 만져보는 오감의 느낌도 함께 전했다. 이처럼 자궁 속의 태아와 끊임없이 교감하며 나누는 대화를 그들은 '자궁대화'라 불렀다.

스세딕 부부는 태아의 뇌가 무한히 성장할 수 있다는 믿음을 가졌다. 심지어 그들은 플래시카드를 이용해 숫자와 글자도 가르쳤다. 부부는 볼 수 없는 태아를 위해 먼저 플래시카드의 이미지에 집중했다. 그런 다음 그에 대한 강렬한 인상을 아이의 뇌에 전한다는 기분으로 그림을 그리듯 형상화하여 말해주었다.

플래시카드
미국의 글렌 도만 박사가 만든 카드 학습법. 수나 글자가 적힌 카드를 아이에게 딱 1초씩만 보여주고 치우는 방식으로, 아이의 우뇌에 순간적으로 원하는 내용을 각인시키는 원리이다. 이 방법을 거듭하면 아이는 어느 순간 자연스럽게 수와 글자를 익히게 된다.

이들의 자궁대화 태교가 각광을 받은 이유는 그런 방식으로 키운 네 명의 아이가 모두 영재로 자랐기 때문이다. 첫아이는 생후 2주 만에 말을 하고, 유치원 대신 고등학교에 진학했으며, 열 살 때 이미 대학생이 되었다. 그리고 나머지 아이들도 그와 엇비슷한 경로를 걸었다.

이처럼 동서고금을 막론하고 아이를 가진 여인들은 건강하고 총명한 아이의 탄생을 위해 몸가짐과 마음가짐을 조심했다. 방식은 다르지만, 모든 태교에는 몇 가지 공통점이 있다. 우선 태아를 하나의 인격체로 대하는 인식이 그 밑바탕에 자리한다. 이런 경향은 논리적 증명을 우선으로 하는 서양보다는 직관에 의한 통찰과 정신문화를 중시한 동양에 더 두드러지게 나타난다.

또한 엄마의 체험이 곧 아이와 직접적으로 연결된다는 사실을 잘 알고 있었다. 임신부들이 음식은 물론, 보고 듣고 느끼는 것을 의식적으로 가려서 행한 이유도 그래서였다. 그런데 여기서 우리가 주목해야 할 또 하나의 공통점이 있다. 모든 태교의 중심은 아이에게 소리와 말을 '들려주는' 것에 있다는 점이다.

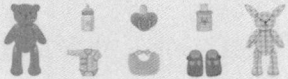

태아는 생각보다 많은 것을 느끼고 배운다

태아는 부모의 태교를 받아들일 능력이 있을까. 음식과 말을 조심하고, 몸가짐을 바르게 하는 행동들이 객관적으로도 효과가 있는 걸까. 많은 이들이 태교를 통해 태어날 아이가 심성이 바르고 현명하게 자라길 원한다. 하지만 그 효과에 대해서는 반신반의한다. 자궁 외부에서 오는 자극을 태아가 받아들일 수 있는가에 대한 의구심 때문이다. 혹 그것을 받아들인다 해도 훗날 태어난 아기의 특정한 성향이 태교로 인한 것임을 증명하기가 힘이 든다. 태교와 아기의 바람직한 인과관계를 밝히기는 확실히 쉽지 않다. 하지만 태아가 지닌 상상 이상의 자극 수용 능력을 다양한 연구들이 이제껏 밝혀내었다. 그 연구결과를 통해 우리는 태교의 효과를 간접적으로나마 가늠해볼 수 있다.

생후 6~12개월의 영아들을 대상으로 진행한 재미있는 연구결과가 있다. 임신 중 특정 채소를 즐겨 먹었던 엄마의 아이는 그 채소 맛에 거부감 없이 빨리 익숙해진다고 한다. 미국 필라델피아에 위치한 모넬 화학감각센터의 연구팀은 임신 말기의 엄마들을 세 그룹으로 나누었다. 그리고 연속 3주간 하루 300밀리의 당근주스와 물을 마시게 했다. 그리고 출산 후에도 2개월의 수유기간 동안 똑같은 일을 반복시켰다.

그런데 그들은 각 그룹마다 약간의 차이를 두었다. 1번 그룹은 임신 중에만 당근주스를 마시고, 수유 중에는 물을 먹도록 했다. 2번 그룹은 임신 중에는 물을, 수유 중에는 당근주스를 마시게 했다. 3번 그룹은 임신과 수유 중 계속 물만 주었다.

그로부터 일정 기간 후 그룹의 아기들을 대상으로 한 이유식 실험이 이루어졌다. 아기들은 당근이 들어간 이유식을 한 번도 먹어보지 않은 상태이다. 그런 아기들에게 한 번은 물과 시리얼을, 또 한 번은 당근주스와 시리얼을 함께 먹였다. 그 결과 흥미로운 일이 벌어졌다. 수유 중 당근주스를 먹었던 2번 그룹의 아기들은 물과 함께 준 시리얼에 비해 당근주스 맛이 섞인 시리얼을 먹을 때 덜 싫어하는 표정을 지었다. 하지만 물만 먹었던 3번 그룹의 아기들은 두 맛에 대해 별다른 차이를 보이지 않았다. 놀라운 것은 임신 중 당근주스를 먹었던 1번 그룹 아기들이었다. 그들은 당근 맛을 더 좋아하며 확연히 즐기는 모습을 보였다.

여기서 우리는 두 가지 사실을 알 수 있다. 첫 번째는 배 속에 있던 영아들이 엄마가 잘 먹었던 음식 맛을 기억한다는 사실이다. 실제로 태아는 양수를 삼키며 엄마가 섭취하는 음식의 맛을 볼 수 있다. 미각은 후각과 밀접한 관계가 있다. 맛의 미묘한 차이를 안다는 것은 냄새를 느낀다는 의미이다. 태아는 배 속에서 이미 맛을 느끼고 냄새를 맡을 수 있다.

두 번째, 이유 시기에 먹는 여타 음식보다 태아 시절에 맛본 음식을 더 좋아할 가능성이 크다는 점이다. 즉, 태아 적 경험이 영아기의 취향과 선택에 영향을 미친 것이다. 그러므로 편식이 심한 첫째 아이를 가진 엄마라면 둘째 아이 임신 중에는 좀 더 다양한 식품을 섭취할 필요가 있다.

그렇다면 태아 때 경험한 것의 영향은 출생 후 얼마 안 된 영아에게만 해당되는 것일까? 이와 관련하여 영국 퀸즈 벨파스트 대학교의 피터 헤퍼Peter Hepper 박사가 실험한 또 다른 결과가 있다. 연구진은 총 33명의 8~9세 아동을 대상으로 임신 중 엄마가 마늘을 즐겨 먹었을 경우 아이들의 식성이 어떻게 달라졌는지를 조사했다. 아이들은 임신 중 마늘을 섭취한 엄마와 전혀 먹지 않은 엄마를 둔 두 그룹으로 나뉘었다. 그리고 아이들은 각각 마늘 맛 감자 그라탱을 제공받았다. 그 결과 임신 중 엄마가 마늘을 즐겼던 아이들은 그렇지 않은 아이들에 비해 마늘 맛 감자 그라탱을 더욱 많이 섭취했다.

이 연구는 자궁 내 태아의 경험이 출생 직후를 넘어 수년이 지난 후에도 영향을 줄 수 있는지를 알아보기 위해서였다. 그리고 결론적으로 아이들의 취향은 태아 시절 느끼고 접촉한 감각에 의해 달라졌다는 사실을 알 수 있었다. 이런 결과는 단기적 효과뿐만 아니라 장기적 효과를 나타냈다는 점에서 태교가 지향하는 바를 어느 정도 증명한다고 볼 수 있다.

예나 지금이나 음식물을 가려 먹는 것은 태교의 주요 내용 중 하나이다. 거기에는 독성이 있거나 성장을 방해하는 성분을 태아가 섭취하지 않게 하려는 속 깊은 배려가 숨어 있다. 그런데 그 외에도 태아가 느끼는 음식의 맛과 향이 출생 후 아이의 식성이 될 가능성이 되는 것이다. 아이가 먹는 것은 아이의 건강과 직결된다. 임신 중 산모 건강에 좋은 음식을 먹어야 하는 또 하나의 이유이다.

그러나 이러한 특징은 태아가 지닌 능력 중 극히 일부일 뿐이다.

태아는 우리가 생각하는 것보다 훨씬 많은 것을 보고 듣고 느낀다. 태아는 16주에서 19주 사이에 엄마의 감정을 알아챌 수 있다. 24~26주가 지나면 오감이 발달하여 보고 듣고 냄새 맡고 맛보고 피부의 감촉을 느낄 수 있다. 28주의 태아는 숨을 쉬고 양수를 삼키며 손가락을 빨기도 한다. 눈물을 흘리는 것도 가능하다.

태아 시절에 들었던 청각적 자극이 훗날 어떤 형태로 기억에 남는지를 알려주는 이야기도 있다. 태교의 중요성을 역설한 토마스 버니Thomas Verny 박사의 책,《태아의 비밀스런 삶The Secret Life of the Unborn Child》에 실린 유명한 일화이다.

캐나다의 명지휘자 보리스 브로트Boris Brott는 악보를 펼칠 때 종종 이상한 경험을 했다. 낯선 곡임에도 불구하고 이전부터 잘 아는 곡처럼 익숙하게 느껴졌다. 특히 악보 중 첼로 라인이 확연히 눈에 들어왔다. 심지어 페이지를 넘기지 않았는데도 다음 장의 멜로디를 알 수 있을 정도였다. 그는 이 신기한 경험을 첼리스트인 그의 어머니에게 이야기했고, 어떤 멜로디냐고 묻던 그녀는 소스라치게 놀라고 만다. 그 부분들은 바로 보리스를 임신했을 때 자신이 연습했던 작품의 첼로 파트였기 때문이다. 보리스가 일곱 살이 되기까지 그들 가족은 할아버지 댁의 방 한 칸에서 함께 지냈다. 대학에서 바이올린과 작곡을 가르쳤던 그의 아버지는 그 방에서 곡을 쓰거나 바이올린을 켰고, 어머니는 첼로 연습을 했었다.

하지만 그녀는 정확히 임신 기간에만 그 멜로디들을 대했을 뿐, 그 이후에는 단 한 번도 연주할 기회가 없었다. 그러니 그 기억이 남았을 확률은 극히 낮았다. 그러나 그는 어머니 배 속에서 들었던 그 첼로 음률을 그대로 기억 속에 간직하였다.

여러 연구와 사례를 살펴본 결과, 태아는 우리가 생각하는 것보다 훨씬 많은 것을 느끼고 받아들인다는 사실을 알 수 있었다. 또한 태아 시절의 경험은 출생 후의 취향이나 행동에 영향을 주었다. 태교의 내용과 방향에 따라 어떤 성향의 아이가 태어나는지 결정할 수 있다는 의미이다. 태내에서 느꼈던 생리적, 지적, 감성적 자극이나 습관, 환경 등이 아이의 인성과 지적 능력, 건강을 좌우할 수 있다는 말이다.

# 엄마와 아빠의 목소리야말로 가장 효과적인 태교

어떤 방법이 가장 효과적인 태교일까. 태아의 다섯 가지 감각 중 바깥의 자극을 가장 잘 받아들일 수 있는 감각에 의지해야 할 것이다. 그런 조건을 갖춘 것이 바로 '청각'이다. 서두에 썼던 것처럼 태교의 중심이 주로 아이에게 소리와 말을 들려주는 것에 있다는 사실과도 일치한다.

시각은 깨어 있지만 엄마의 복벽과 자궁벽, 태아를 둘러싼 양막에 가로막혀 아이는 바깥의 사물을 볼 수 없다. 어렴풋이 바깥의 빛을 구분하는 정도이다. 미각과 후각, 촉각의 경우도 자궁 안이라는 공간에 한정되어 제한적일 자극일 수밖에 없다. 그에 비해 소리는 태아의 감각에 직접적으로 다가갈 수 있다.

인간은 주어진 상황에 잘 적응할 수 있도록 생체기능을 최적화하는 경향이 있다. 자궁 속이라는 특수한 상황에서는 태아의 청각 능력이 극대화된다. 움직임이 자유롭지 못한 영아 시절에도 귀는 놀라운 능력을 발휘한다. 아기들은 사춘기 청소년에 비해 약 1.5배까지 더 잘 들을 수 있다. 태아와 영유아들은 어른보다 뛰어난 청각 능력을 지녔다. 상대적으로 사용이 원활한 기관을 통해 스스로를 지킬 수 있는 정보를 습득하기 위해서이다. 또한 세상과 소통하기 위한 대화의 기초가 잘 듣는 것에서 시작하기 때문이다.

태아가 실제로 배 속에서 듣는 소리를 알 수 있다면 엄마가 내는 목소리의 중요성을 깨닫게 될 것이다. 미국 플로리다 대학의 켄 게르하르트 박사는 동물실험을 통해 태아가 듣는 외부의 소리를 조사했다. 그 결과 배 속의 태아는 실제 소리의 40퍼센트 정도밖에 알아듣지 못하는 것으로 나타났다. 자궁벽이 외부의 소음을 일정 부분 흡수하기 때문이다. 이는 태아를 보호하기 위한 자궁벽의 기능 중 하나인데, 태아의 성장에 중요한 수면 리듬이 바깥의 소음으로부터 방해받지 않기 위해서이다.

그밖에도 이 실험은 태내에서 들을 수 있는 소리에 대한 많은 정보를 알려주었다. 그 결과에 의하면 태아는 높은 주파수의 음보다 낮은 주파수의 음을 잘 들을 수 있다. 피아노 소리 같은 경우, 낮은음은 들리지만, 높은음은 들리지 않을 가능성이 크다. 그러므로 태아가 보다 잘 들을 수 있는 것은 음악의 멜로디보다는 둥둥거리는 리듬이다.

그렇다고 해서 태교음악이 전혀 효과가 없다고는 할 수 없다. 클래식 음악 소리에 태아의 심장 박동수가 안정적인 상태로 변한다는 여러 연구결과가 있다. 태아는 평소 배 속에서 여러 가지 백색소음을 듣는다. 예를 들어 심장 박동 소리, 혈관의 혈류, 그리고 호흡에 따라 공기가 드나드는 소리 등이다. 그중 가장 잘 들리는 것은 엄마의 심장 박동 소리이다. 태교음악은 지나치게 자극적인 리듬보다 부드럽고 조용하며 엄마의 심장 박동과 유사한 소리가 적합하다고 한다. 클래식 음악이 태교음악으로 선호되는 이유도 그런 조건에 부합하기 때문이다.

그러나 엄마의 목소리는 외부의 음성이나 음악 소리와는 다르다. 엄마가 말을 하면 몸 내부 전체에 울림이 생긴다. 횡격막의 움직임에 의해 원음보다 더욱 증폭되어 들리기까지 한다. 온몸의 감각에 직접 와닿는 소리라고 할 수 있다. 또한 태아는 엄마의 몸속에서 공명하는 목소리를 들으며 동시에 입 밖으로 배출되어 돌아오는 음성도 함께 듣게 된다. 결국 태아에게 가장 인상적인 소리는 엄마의 목소리이다.

이때 중요한 것은 상호작용이 가능한가 하는 점이다. 음악은 아이에게 정서적 안정감을 주고 예술적 감각을 키워준다. 그러나 일방적으로 들려오는 측면이 있는 것도 사실이다. 그러나 태아에게 말을 거는 엄마의 음성 속에는 아이에 대한 애정과 궁금증이 있다. 몇몇 연구에 의하면 태아는 그러한 사실을 이미 짐작할 가능성이 크다고 한다. 태동이 시작되면 엄마의 말 걸기에 태아는 몸짓으로 반응한다고 한다. 그런 의미에서 엄마의 목소리는 태아와 엄마 사이의 상호 존중과 소통, 즉 커뮤니케이션의 출발점이다.

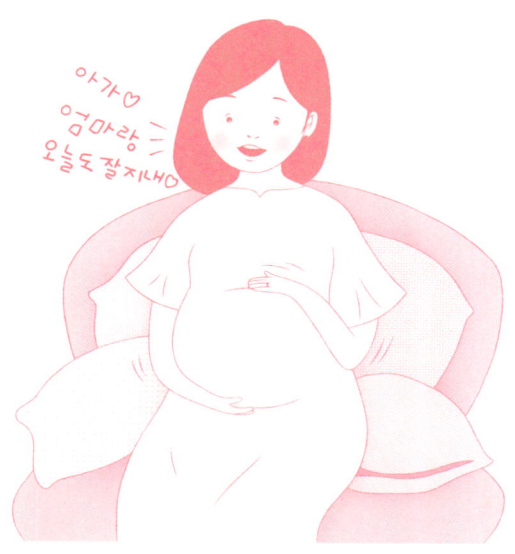

그렇다면 엄마의 목소리를 이용한 태교는 어떤 효과를 줄 수 있을까. 엄마의 목소리에는 어떤 놀라운 힘이 있는 걸까. 그중 몇 가지만 살펴보자.

첫 번째, 엄마의 목소리가 지닌 치유 효과이다. '엄마 손이 약손'이라는 말이 있다. 그런데 엄마의 손만 그런 게 아니다. 미국 위스콘신 대학의 연구에 따르면 엄마의 음성도 약이 된다고 한다. 연구진은 스트레스에 시달리는 아이들을 대상으로 엄마와 통화를 하게 했다. 그리고 엄마의 음성을 들은 아이들에게서는 무슨 일이 벌어졌을까.

연구진은 61명의 아이들에게 청중 앞에서 수학문제를 풀며 설명하게 했다. 스트레스를 받는 상황을 만들기 위해서였다. 그러자 아이들 몸속에서는 스트레스 호르몬인 코르티솔의 농도가 현저히 상승한 것으로 측정되었다. 실험 직후 연구진은 아이들에게 엄마와 통화를 하게 하거나 엄마의 포옹을 받으며 위로를 듣게 하였다.

결과는 놀라웠다. 아이들 모두가 코르티솔 농도가 떨어지며 스트레스 상황이 해소되었다. 동시에 옥시토신 호르몬의 농도가 높아졌다. 이런 결과는 전화 음성을 들었을 때와 직접 만나 신체적 접촉을 한 경우, 둘 다 특별한 차이가 없었다. 옥시토신은 통증과

염증을 줄여주며 스트레스를 완화하는 호르몬인데, 단지 엄마의 목소리를 듣는 것만으로 아이들은 마치 엄마가 안아준 것처럼 정신적 고통이 사라지게 되었다.

두 번째, 아이들은 엄마의 목소리를 자주 들을수록 소통 능력과 사교성이 높아진다. 미 스탠퍼드 대학교의 비노드 메논Vinod Menon 박사가 이끄는 연구팀은 엄마의 음성이 아이의 뇌에 미치는 영향을 연구했다. 그 결과 엄마의 목소리를 들은 아이의 뇌는 특정 영역이 활성화되었는데, 그 부분은 주로 사회적 소통 능력과 관계가 있었다.

실험은 엄마의 목소리를 들려주었을 때 아이들의 뇌가 어떻게 변화하는지를 자기공명영상MRI으로 스캔하는 방식이었다. 연구진은 한 여성과 엄마가 각각 녹음한, 의미 없는 단어들로 이루어진 녹음파일을 아이들에게 들려주었다. 파일은 겨우 1초 분량이었지만, 아이들은 대부분 엄마의 음성을 알아맞혔다. 다른 여성의 목소리에는 특별한 반응을 보이지 않았다.

하지만 엄마의 목소리를 들은 아이들의 뇌는 강한 반응을 보였다. 활성화된 뇌 부위는 단순한 청각 영역을 넘어 감정을 다루는 영역, 스스로 인정받을 만한 행동을 인지하고 그에 대한 보상을 담당하는 영역, 불안한 감정을 억제하는 영역, 자기 자신에 대한 정보를 처리하고 뇌를 초기화하여 집중력과 수행력을 길러주는 영역, 다른 이의 얼굴을 알아보는 기능을 하는 영역 등이다. 이런 영역들 사이의 연결강도가 센 아이는 사회적 소통 능력이 뛰어나다고 한다. 엄마의 목소리가 아이의 사회적 소통 능력을 길러주는 역할을 하는 것이다.

엄마의 목소리가 지닌 그런 능력들은 태아에게도 유효할까? 엄마의 목소리를 들은 태아의 정서안정 효과는 이미 잘 알려진 사실

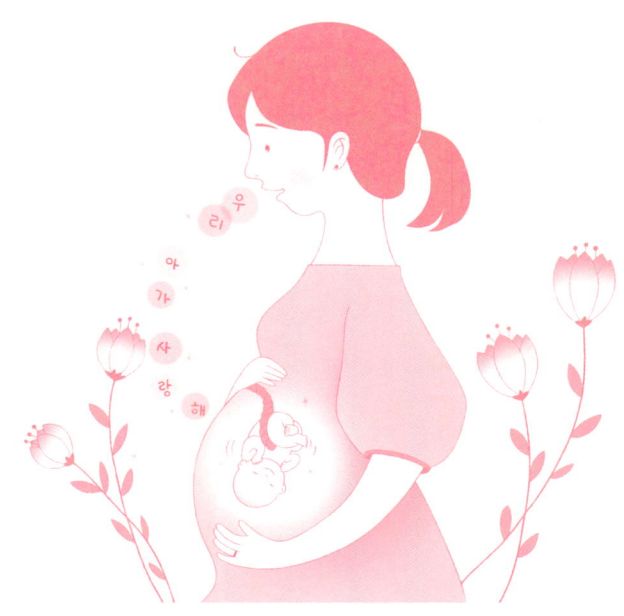

이다. 태아는 엄마와 다른 여성의 목소리를 구별할 수 있으며, 태어난 직후에도 엄마의 목소리를 기억한다는 사실이 밝혀졌다. 태아가 엄마의 목소리를 인식하는 한, 몸속 호르몬 분비 등 내분비기능과 특정 뇌 부위의 활성화에 끼치는 영향 역시 동일하다고 추정할 수 있다. 특히 첫 번째 연구에서 살펴본 치유 효과는 성인들에게도 똑같이 해당하는 것으로 알려졌다. 즉, 연령대를 가리지 않는 것이다. 또한 엄마의 목소리는 아이의 성장발달을 촉진하고, 언어발달의 자극제가 되기도 한다.

그런데 더욱 놀라운 사실이 하나 더 있다. 엄마의 목소리는 아이의 특정 뇌 부위를 활성화하는 역할만 하는 게 아니다. 태아의 뇌 기능 조직화에도 관여한다는 연구결과가 밝혀졌다. 엄마의 목소리가 태아 뇌세포의 형성과 발달 자체를 좌우할 수 있는 것이다. 이에 대해서는 뒷부분에 더욱 상세하게 설명하려 한다.

그런데 여기까지 읽은 독자들 중 실망감을 넘어 소외감마저 살짝 느끼는 사람들도 있을 것이다. 바로 아기의 아빠들이다. 육아에 대한 요즘 아빠들의 관심은 가히 역대급이다. 아기를 돌보기 위해 육아휴직을 택하는 아빠가 늘어나는 추세이다. 그런데도 현대과학은 엄마와 태아의 상호작용에 관한 연구에만 치중한다.

하지만 아빠 펭귄에게 아기 펭귄의 생존을 위해 없어서는 안 될 필수적 역할을 부여한 것처럼, 인간에게도 좋은 아빠가 될 수 있는 여러 가지 기회를 주었다. 엄마의 목소리는 몸 내부에서 공명과 증폭을 일으킨다는 강점이 있다. 그런데 신기하게도 아이는 바깥의 소리 중에서 유독 낮은 주파수의 중저음을 잘 받아들인다. 앞에서 살펴본 것처럼 엄마의 복부와 자궁벽, 양수라는 굳건한 보호 환경 속에서 아기는 아빠의 목소리처럼 낮은 주파수의 소리를 더 잘 듣게 되는 것이다. 엄마의 몸 안에서라면 몰라도 몸 밖의 소리에 대해서는 오히려 아빠의 목소리가 유리하다. 어쩌면 그러한 특성은 아빠의 목소리를 더 잘 듣기 위한 선택적 적응의 결과는 아니었을까.

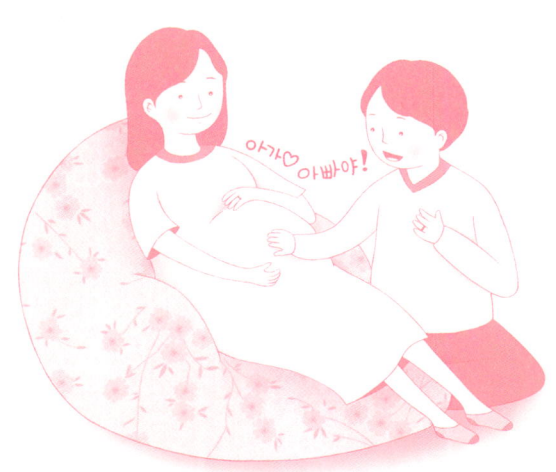

실제 실험결과도 아빠의 음성이 주는 태교 효과를 보여준다. 몇 년 전 KBS 취재진은 8개월 차 태아를 상대로 실험을 진행하였다. 아빠가 동화책을 읽어줄 때 초음파로 아기의 상황을 살펴보는 실험이었다. 아빠의 목소리를 들은 아기는 입을 오물거리고 발가락을 꼼지락거리는 등, 몸을 움직이며 확실한 반응을 보였다. 그리고 그들은 전문가의 의견을 빌어 아빠의 목소리가 태아의 뇌기능 발달을 돕는다고 결론지었다.

태아가 엄마의 목소리에 영향을 받고, 태어나서도 유독 엄마의 말을 선호하는 첫 번째 이유는 핏줄 속에 흐르는 끈끈한 유전자의 힘 덕분이다. 그런데 아이는 엄마와 아빠의 유전자를 반반씩 받았다. 그러므로 아빠의 목소리 역시 자신의 절반을 구성하는 유전자적 친근감으로 다가갈 수밖에 없다. 아침부터 잠이 들 때까지 아빠의 음성을 대한다면 그로 인해 형성되는 안정감과 친근감 역시 엄마의 목소리를 통해 얻는 효과와 크게 다르지 않을 것이다.

목소리 태교의 열쇠는 '제대로 말하기'

　태아기의 정서안정과 성장발달, 뇌의 발달 등이 목소리에 의한 자극, 혹은 태교와 관련이 있다는 사실을 알게 되었다. 그렇다면 아이의 특정 능력을 키우기 위해 이런 효과를 인위적으로 사용할 수 있을까? 어떤 이들은 영어를 잘하는 아이로 키우고 싶어 영어회화 테이프를 매일 틀어준다고 한다. 또 다른 엄마는 골머리를 썩이며 수학 문제집을 풀기도 한다. 하지만 이러한 일들은 오히려 부작용을 낳을 가능성이 크다. 태아는 인간으로 형성 중인 단계이다. 오감이 한창 발달하는 아이의 섬세한 신경망 속에 강요당한다는 느낌이 좋은 영향을 줄 리가 없다. 엄마가 문제를 풀며 받는 스트레스 역시 아이에게 해가 될 확률이 높다.

태아의 능력은 아직 가변적이고 불안정하다. 뇌세포가 새로 생겨나는 중이며 그것들은 서로 연결되었다. 집으로 비유한다면 뼈대를 세운 후 벽체를 만들어가는 중이다. 그런데 채 굳지도 않은 바닥 위에 침대며 옷장, 텔레비전 같은 무거운 짐들을 놓는다고 생각해보자. 자칫하면 집의 기초가 크게 흔들릴 수도 있다.

더욱이 과한 의도적 소리는 태아의 수면 리듬을 해칠 우려가 있다. 아기들은 태어나서도 하루의 대부분을 잠으로 보낸다. 태아 역시 마찬가지이다. 이러한 현상에는 이유가 있다. 충분한 수면을 취해야 태아와 영유아의 신경세포 시냅스가 제대로 형성된다. 잠 자체가 뇌를 발달시키는 과정이다. 전문가들 역시 강제적인 학습 태교의 효과를 부정적으로 본다.

무엇보다 중요한 것은 진심을 담아 아이에게 전하는 일이다. 진정성이 담긴 목소리와 말로 아이와 정서적 교감과 소통을 이루어야 한다. 태아는 말소리만 듣는 게 아니다. 그 안에 담긴 진심을 듣는다. 목소리와 말을 통해 엄마와 아빠의 마음에서 느껴지는 무한한 사랑을 한창 형성되어가는 정서의 밑바탕에 새긴다.

목소리와 말에 진정성을 담는다는 것은 무엇일까. 우선 말이 무엇인지 생각해보자. 말은 자신의 생각과 느낌을 표현하고, 상대에게 전달하는 데 쓰이는 음성기호이다. 말의 본질은 표현과 전달, 그리고 소통이다. 목소리와 말에 진정성을 담기 위해서는 스스로의 생각과 느낌에 충실하고 그것이 말로 표현되어 상대에게 올바로 전달되어야 한다. 그래야 소통이 이루어진다. 말의 본질에 충실한 '제대로 말하기'를 지켜야 하는 것이다.

평소 우리는 제대로 말하기를 실천하고 있을까. 이쯤에서 자신의 일상적인 말하기를 되돌아보자. 아무 생각 없이 우선 말해놓고 진땀 흘리며 수습하는 말버릇이 있는 건 아닐까. 입에 배어 고치기 힘들다는 이유로 전달력이 떨어지는 사투리를 그대로 고수하고 있는 건 아닐까. 어쩌면 늘 징징거리는 콧소리로 말하고 있는지도 모른다. 또 어릴 적의 혀 짧은 소리를 어른이 된 지금까지 유지하는 경우도 있다. 그리고 자신의 진심 어린 말투보다는 예쁘게 들린다는 이유로 아나운서나 연예인의 말투를 흉내내기도 한다.

아이를 기다리는 부모라면 건강하고 정갈한 몸과 마음으로 아기를 마주하고 싶다. 그래서 미리 건강 검진과 치과 치료 등을 통해 임신 중에 탈이 날 만한 질환을 미리 치료하고 몸의 상태를 최상으로 만들어놓는다.

이 글을 쓴 선호제의 경우만 해도 좋은 아빠가 되기를 꿈꾼다.

그래서 아기를 갖기 전에 좋아하던 담배부터 끊었다. 《태교신기》에서는 엄마뿐 아니라 아빠 역시 수행에 가까운 절제된 몸가짐을 강조한다. 임신하기 훨씬 이전부터의 삶의 태도가 아이의 정기와 마음, 신체 형성에 영향을 준다고 여겼기 때문이다. 오랜 습관이 가져온 몸의 부조화는 하루아침에 개선되지 않는다. 그러므로 아기라는 소중한 보물을 얻기 위해서라면 몸과 마음을 미리 건강하게 돌보는 성의를 기울이는 게 부모로서의 당연한 도리일 것이다.

그런데 정작 아기의 성장발달은 물론 뇌 조직의 형성에까지 관여하는 목소리와 말에 대해 우리는 어떤 준비를 하는 걸까. 대부분의 사람들은 부모의 목소리와 말이 태교의 가장 효과적인 방법이란 사실에는 동의할 것이다. 하지만 여전히 정제되지 않은 잘못된 말투를 사용하는 경우가 많다. 그런 말투에 담긴 목소리와 말에서 아이는 무엇을 배울 수 있을까. 어쩌면 우리는 아이에게 좋은 품성과 습관이 형성되길 바라는 그 근본 취지 자체를 잊었던 게 아닐까.

진심의 전달은 쉽지 않다. 자신의 진정한 생각과 느낌을 담고 행동으로 이어질 때 그 말에 진심이 담긴다. 그러기 위해서는 먼저 잘못된 말하기 습관을 버리고 제대로 말을 하는 방식을 몸에 익혀야 한다. 건강한 아기를 낳기 위해 먼저 부모의 건강을 점검하듯,

태아의 정서안정과 정상적인 성장발달을 위해 태교의 핵심인 목소리와 말을 바로잡아 정화해야 한다. 올바른 태교는 '제대로 말하기'에서 시작된다.

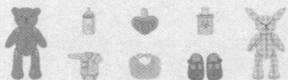

목소리 태교의 정석, 보이스 스타일링

진심이 담긴 제대로 말하기를 실천하기 위해서는 무엇을 어떻게 해야 할까. 우선 자아 정체성이 확립되어야 한다. 자신이 무엇을 좋아하는지, 나는 어떤 사람인지에 대해 차분한 성찰이 필요하다. 스스로를 알고 자신의 본래 모습과 특색이 담긴 목소리를 찾아야 내 생각과 느낌을 말에 담을 수 있다. 겉만 번드르르한 말뿐인 말이 아니라, 생각과 느낌, 실행이 담긴 말의 습관을 들여야 한다. 그래야 말에 진정성이 담긴다. 그다음엔 적절한 표현에 그 말을 실어 상대에게 전하며 공감과 소통을 꾀해야 한다. 그러기 위해서는 먼저 내 말을 정확하게 전하기 위한 전달력을 갖추고, 상대를 존중하고 배려하며 이해하는 마음도 지녀야 한다.

이처럼 제대로 된 말하기를 통해 진심을 전하고 상대와 소통하는 방법을 우리는 '보이스 스타일링'이라고 부른다. 보이스 스타일링은 호흡 위에 생각과 느낌을 담은 말을 실어 나를 표현하고, 상대와 교감과 소통을 이루는 과정을 통해 세상과 함께하는 제대로 된 말하기 방식이다. 보이스 스타일링을 몸에 익히면 누구든 자신만의 개성과 장점을 발견하고 강화할 수 있다. 또한 전달력을 갖춘 목소리와 말에 진심을 실어 상대에게 전하고, 공감하며 소통할 수 있다.

그렇다면 왜 엄마 아빠에게 굳이 보이스 스타일링이 필요할까. 일반적인 말하기로는 안 되는 걸까. 사람들은 보통 평소 자신이 하는 말에 대해 잘 모른다. 즉, 보이스 스타일링에서 말하는 '제대로 말하기'를 하는 사람은 드물다. 엄마와 아빠의 목소리와 말은 아이가 첫 번째 만나는 세상의 스승이다. 그런데 엄마와 아빠가 혀 짧은 소리를 낸다면 어떨까. 스스로에 대한 명확한 확신 없이 어중간한 어조로 말을 건다면? 물론 말 안에 담긴 진심과 사랑이 가장 중요하긴 하다. 그러나 우리가 태교를 하는 이유는 아이에게 올바른 인성뿐 아니라 자신감과 확실한 자아 정체성, 제대로 된 말하기 습관을 길러준다는 데 있다.

보이스 스타일링은 제대로 말하기를 위한 필수적 방법이다. 보이스 스타일링을 익히면 인간적 성장과 성숙을 이룰 수 있다. 인간은 영유아라는 어린 시절을 거치고, 사춘기라는 조정의 시기를 지나 성인이 된다. 그러나 몸이 자랐다고 해서 정신도 똑같이 성숙하는 것은 아니다. 스스로를 돌아볼 수 있는 참된 눈으로 자아를 발견했을 때, 비로소 세상 속에 우뚝 선 성인이 될 수 있다. 단순히 생물학적 부모가 아닌, 성숙하고 의연한 부모가 되고 싶다면 무엇보다도 먼저 자기 정체성을 확립하는 성장을 이루어야 한다.

보이스 스타일링은 근본적으로 존중과 배려, 이해와 공감, 소통과 공존을 내포하고 있다. 보이스 스타일링 방식의 태담으로 부모와 소통을 이룬 아기는 무엇보다 중요한 자존감을 지니게 된다. 한 인격체로서 존중받고 세상에 받아들여졌다는 인식은 아이의 긍정적 인격 형성에 큰 도움이 된다. 부모와 상호 소통을 통해 사회성 역시 기를 수 있다. 언어와 관련된 뇌의 특정 부위가 형성되는 단계부터 올바른 말의 기초를 새기게 된다.

또한 기능적인 면에서도 이점이 있다. 보이스 스타일링은 중저음을 지향한다. 앞서 이야기했던 것처럼 태아가 태내에서 보다 더 잘 들을 수 있는 음은 주파수가 낮은 중저음 계통이다. 그리고 실용적인 측면에서 보이스 스타일링은 필요한 상황에 따라 목소리와 말의 최적화를 이루기 위한 쓸모 있는 말하기 방식이다.

보이스 스타일링은 복식호흡을 기반으로 하는 명상 수련의 측면도 있다. 그런 면에서 요가나 일반적인 명상법과 맥을 같이 한다. 그러나 보이스 스타일링은 다른 방식들과 달리 목소리를 매개로 한다. 이는 태교에 특화된 이상적인 방식이다. 목소리는 태아와 엄마 아빠를 이어주는 가장 효과적인 연결고리이기 때문이다.

그렇다면 보이스 스타일링은 임신 기간 중 언제 배우는 것이 좋을까. 태아와 임신부가 비교적 무난하게 보이스 스타일링을 대할 수 있는 기간은 임신 5~6개월경이다. 이때는 태아의 성장발달이 안정적으로 이루어지고 청각 능력이 어느 정도 완성되어 바깥의 소리에 대한 호기심이 왕성해지는 시기이다. 또 운동기능의 발달로 아기는 활발하게 움직이고, 엄마는 태동을 느낄 수 있다. 이는 보이스 스타일링에서 중요시하는 상호교류가 적극적으로 가능하다는 의미이다. 엄마 역시 아직은 배가 많이 부르지 않아 복식호흡도 원활하게 진행할 수 있다.

그런데 임신 초기나 말기라고 해서 특별히 문제점이 있는 건 아니다. 각각의 시기마다 유의할 점을 따져 훈련의 수위나 방법을 조절하면 된다. 임신 3개월이었던 수강생도 특별히 힘들어하지 않고 훈련을 잘 해낸 경험이 있다. 보이스 스타일링의 기본인 복식호흡은 임신 기간 내내 엄마와 아기의 몸과 마음을 안정시키고 태아에게 원활한 산소 공급이 이루어지도록 돕는다.

여기서 좀 더 이상적인 방법은 임신을 앞둔 예비 부모일 때 보이스 스타일링을 익히고 체화하는 것이다. 임신을 앞두고 건강 검진을 받듯 예비 부모라면 미리 준비할 필요가 있다. 보이스 스타일링을 통해 자신을 정립하고 정화한 후 아기를 갖는다면 부모와 아기 모두에게 '준비된 임신'이라는 안도감과 함께 태교 효과의 극대화를 꾀할 수 있을 것이다.

보이스 스타일링은 말하기호흡으로 자아 정체성에 대한 화두를 던진다. 그리고 동그라미호흡과 함께 상대에 대한 존중과 배려, 이해심을 키우며, 포물선대화로 소통과 공감을 실현하는 과정을 통해 자아를 확립해가는 여정이다. 그 순서는 크게 세 부분으로 나눌 수 있다. 첫 번째는 말하기호흡과 동그라미호흡, 포물선대화의 원리와 방법을 습득하는 기본 과정이다. 두 번째는 생각하고 말하기와 낭독훈련, 감정훈련 등 각종 훈련을 통해 제대로 말하기 방식을 체화한다. 세 번째는 어떤 상황에서든 필요에 따라 자신만의 특성이 담긴 목소리를 자유자재로 구사할 수 있는 보이스 캐릭터의 완성 단계이다. 각각의 과정이 어떤 원리와 방식으로 구성되는지 다음 장부터 하나하나 살펴보기로 한다.

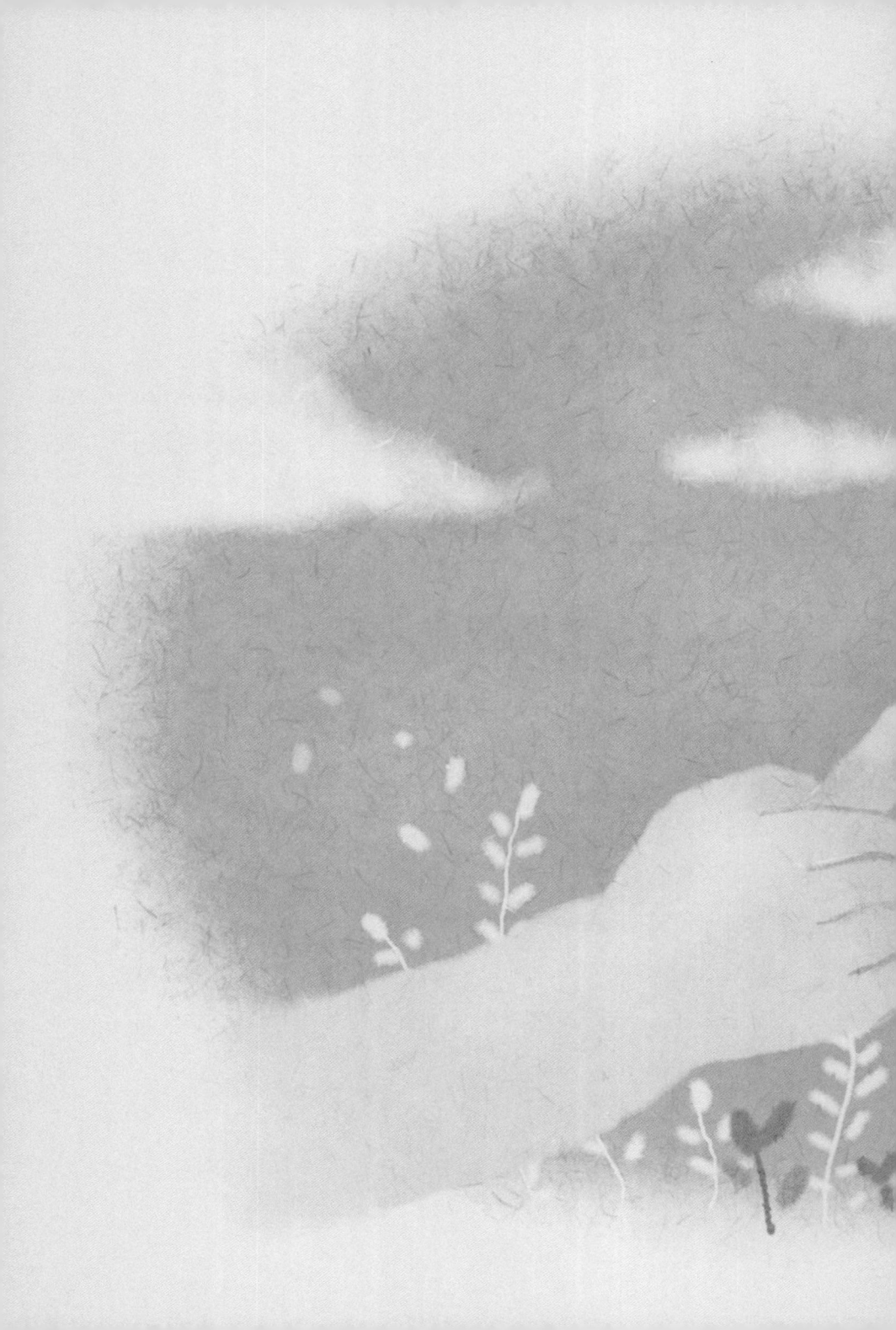

Part 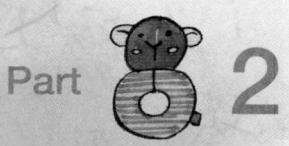 2

호흡은
목소리에 우선한다

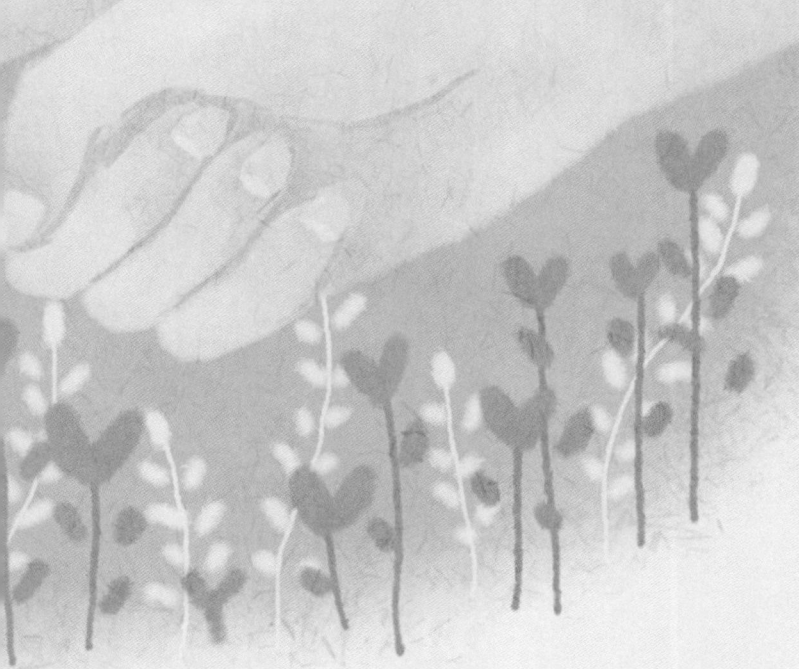

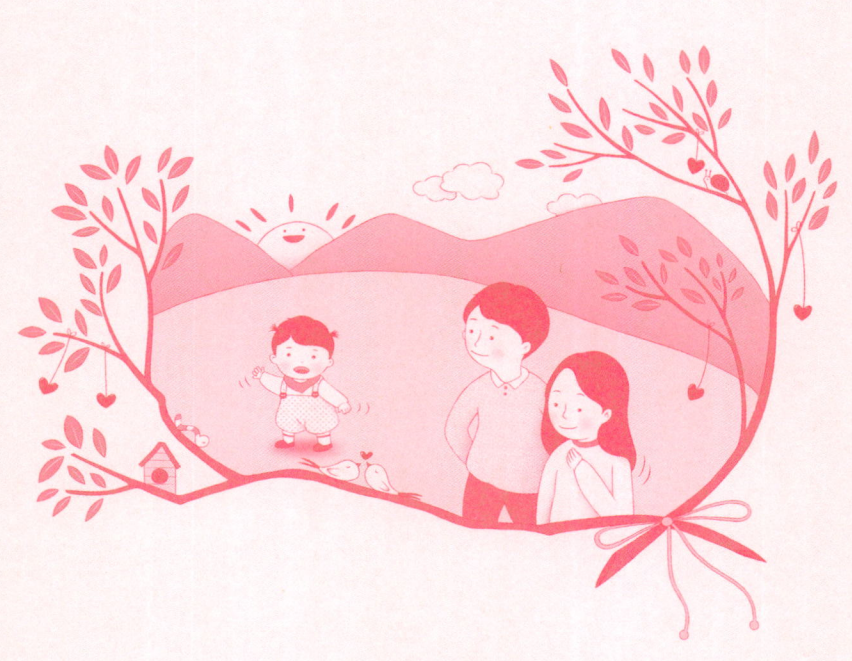

숨결은 생명의 시작, 자연의 순환, 우주의 질서이다

보이스 스타일링의 출발은 말하기호흡이다. 말하기호흡은 복식호흡의 날숨 위에 말을 얹는 '호흡을 이용한 말하기' 방식이다. 말하기호흡을 배우고 익히는 과정을 통해 우리는 자기 목소리의 특색을 알고, 궁극적으로는 자아 정체성을 확립할 수 있다.

말하기호흡을 배우고 실행하려면 먼저 목소리와 호흡의 관계를 이해할 필요가 있다. 목소리를 비롯한 모든 소리는 물체가 떨리며 발생한다. 그러한 떨림 혹은 진동이 다시 물이나 공기, 고체 등을 진동시키며 전파되어 귀의 고막을 울리면 우리는 비로소 소리를 듣게 된다. 그런데 이때 정지한 물체가 저절로 진동을 일으킬 수는 없다. 바이올린 현을 떨게 하려면 활로 켜야 한다. 산사의 풍경도 바람이 스쳐 지나며 소리가 난다. 목소리도 마찬가지이다.

목소리는 성대가 울리며 나는 소리이다. 성대는 목의 윗부분에 있는 한 쌍의 얇은 근육막이다. 숨을 쉴 때는 알파벳 브이v자 모양으로 열려 있지만, 목소리를 낼 때는 그 막이 일시적으로 닫힌다. 이는 마치 가죽으로 막을 씌운 북 양쪽 면이 막혀 있지 않고 찢어지면 소리가 날 수 없는 것과 같은 이치이다. 북을 쳐서 막에 떨림이 생기면 소리가 나듯이 성대의 근육막에도 진동이 발생해야 소리가 난다. 북채처럼 성대에 자극을 주어 진동을 만드는 것이 바로 '호흡'이다. 호흡으로 인한 공기의 흐름이 성대를 떨게 하여 목소리가 생겨난다. 즉, 호흡은 목소리의 필수적인 조건인 셈이다.

호흡이 지닌 의미를 살펴보면 내가 내는 목소리와 말 한마디 한마디에 담기는 숨결의 중요성을 알게 된다. 하지만 대부분의 사람들은 호흡에 대해 잘 알지 못한다. 평소 의식하지 않아도 자연히 이루어지는 것이기에 그 의미에 대해 깊이 생각해볼 기회가 없었을 것이다. 그렇다면 호흡에는 어떤 의미가 숨어 있을까. 호흡에 의해 생기는 목소리에는 어떤 비밀이 있을까.

고대 그리스어로는 호흡을 프네우마pneuma라고 했다. 생명의 근원을 뜻하는 말이다. 이 말은 숨을 쉰다는 의미 외에 움직이는 공기와 정령, 바람을 일컬을 때도 사용되었다. 또한 사물의 정수, 영혼, 정신의 의미로도 쓰였다. 호흡이 생명의 시작점이며 존재의 핵심임을 암시하는 단어이다. 고대 사람들은 숨을 쉰다는 것이 우주에 가득한 생명의 기운을 몸과 마음에 받아들이는 일이라 믿었다. 그런 생각은 동양에서 말하는 호흡과 기氣의 관계와 크게 다르지 않다.

호흡은 들숨과 날숨으로 이루어지는 지극히 육체적인 행위이다. 그럼에도 사람들은 예로부터 호흡을 마음이나 정신의 차원에 두었다. 호흡을 통해 몸이 마음에, 마음이 몸에 주는 영향을 경험적으로 알았기 때문이다.

또한 호흡은 자연의 순환이란 기능적 의미를 함축한다. 숨을 들이쉬면서 우리는 외부의 산소를 몸 안으로 끌어들인다. 그렇게 들어온 산소는 폐에서 혈관을 통해 온몸으로 전해진다. 또 숨을 내쉬면서 몸 안의 대사 작용으로 혈액 내에 과다해진 이산화탄소를 배출하여 적정 농도를 유지한다. 대기 속으로 돌아간 이산화탄소는 다시 풀과 나무가 광합성을 통해 산소를 생산하는 데 필요한 원료가 되고, 그렇게 만들어진 산소가 또다시 우리의 호흡 속에 깃든다. 자연의 모든 생물은 호흡을 통해 순환하며 유지된다.

그런 순환의 과정을 좀 더 거시적 측면에서 바라보면 호흡의 또 다른 모습이 보인다. 호흡을 통해 잔잔하게 이어지는 생명의 숨결은 우주의 질서를 상징한다. 등불이 타오르기 위해 기름이 필요하듯, 하나의 생명은 끊임없이 호흡하며 우주의 기운을 내면으로 끌어들여 생명의 연료이자 에너지로 삼는다. 그리고 그 생명활동으로 연소되어 남은 잔해를 우주로 돌려보낸다.

살아 있다는 것, 즉 숨을 쉰다는 것은 우주의 기운과 소통을 주고받는다는 의미이다. 그러한 소통을 통해 개별의 생명과 우주 사이 기의 순환이 이루어진다. 우주의 기운을 받은 생명은 잘 맞물려 돌아가는 톱니바퀴처럼 유기적인 관계를 맺으며 조화롭고 순조롭게 살아간다. 그 모든 관계의 중심에 호흡이 있다.

이처럼 호흡 속에는 생명과 자연과 우주의 원리가 있다. 바로 지금 내 몸 안에서 쉼 없이 벌어지는 생명활동과 쉽게 알아챌 수 없는 형이상학적인 개념들이 호흡을 접점으로 하나로 이어진 것이다. 우리가 깨닫지 못할 뿐, 호흡을 바탕으로 목소리를 내고 조음기관을 거쳐 말을 한다는 것은 생각보다 훨씬 중요하고 의미심장한 일이다.

2 좋은 목소리를 내는 특급비밀, 의식적인 호흡

앞에서 보았듯 호흡과 목소리는 서로 떼려야 뗄 수 없는 관계이다. 그런데도 대부분의 사람들은 말을 할 때 호흡을 사용하지 않는다. 목에 강제로 힘을 주는 잘못된 발성으로 목을 해친다. 이른바 '생목'으로 말을 하는 것이다. 이렇게 생목으로 말을 하면 말하는 이도 듣는 이도 모두 불편하다. 오래도록 그런 습관을 들이면 목에 무리가 가고 성대결절이 발생할 가능성도 커진다. 성대결절은 성대 점막이 붓고 출혈이 거듭되며 양성종양이 발생하게 되는 질환이다. 그리고 쉰 목소리, 목소리가 갈라지고 중복음이 생기는 등 탁한 목소리의 원인이 되기도 한다.

밤이면 잠을 자고 아침에 일어나는 게 인간의 자연스러운 생활 방식이다. 밤낮이 바뀐 생활을 오래도록 지속하면 건강에 이상이 생긴다. 목소리도 마찬가지이다. 호흡을 사용하지 않는 말하기는 목소리에 무리를 준다. 하지만 호흡을 사용하면 목에 힘이 들어갈 필요가 없다. 물 흐르듯 자연스럽고 편안한 목소리를 낼 수 있다.

호흡은 단순히 성대를 떨게 하는 기능뿐 아니라 목소리의 질도 좌우한다. 바이올린 현을 울리는 활의 역할이 음질에 얼마나 지대한 영향을 미치는지 비교해보자. 바이올린 현은 성대, 활은 호흡과 같은 역할을 한다. 활로 현을 떨게 하여 생기는 음향은 곧 목소리와 같다. 활에 주어지는 에너지가 강하면 강할수록 힘 있는 소리가 난다. 활을 현에 제대로 마찰해야 깨끗하고 풍부한 소리가 난다. 압력과 속도 조절 등, 활을 어떻게 구사하느냐에 따라 음이 달라진다.

그런데 여기서 잠시, 연주의 본질을 살펴볼 필요가 있다. 활의 마찰이 현을 울리긴 하지만 사실 그 주체는 활이 아니다. 활을 움직이게 하는 손과 몸, 그리고 활로 전해지는 연주자의 감성과 정서가 그 주체이다. 연주자의 몸이 좋지 않다면 활로 전해지는 기력이 약할 수밖에 없다. 반면 기분이 좋고 활력이 넘치면 밝고 힘찬 소리가 난다.

하지만 그보다 더 중요한 것이 있다. 컨디션과 기량에 적절한 감성을 결합하여 완벽한 소리를 이끌어내는 것이 연주자의 의도이다. 그러나 연주자의 바른 인식과 적극적인 의지가 없다면 그 어떤 소리라 해도 의미 없는 소음에 그치고 말 것이다. 능숙한 연주자는 자신의 의도대로 활을 쓸 줄 알아야 한다. 그 결과 원하는 소리를 얻을 수 있다.

호흡 역시 비슷한 측면이 있다. 호흡이 목소리를 나게 하지만, 근본적으로 목소리를 좌우하는 건 몸과 마음의 상태이다. 몸과 마음의 상태가 호흡을 통해 고스란히 반영되기 때문이다. 호흡 에너지가 강하면 그만큼 목소리도 힘이 있다. 호흡 에너지가 강하다는 것은 몸속 신진대사가 왕성하다는 뜻이다. 그 결과 산소와 이산화탄소의 교환이 원활하게 이루어지고, 들숨과 날숨의 양도 풍부해질 수밖에 없다. 숨의 양이 충분하면 강한 압력이 성대를 울리며 힘 있는 소리가 나게 된다. 반대로 가쁜 호흡은 몸이 그만큼 격하게 운동을 했거나 심리적인 압박감이 있었음을 뜻한다. 따라서 좋은 목소리를 원한다면 건강한 몸 상태를 유지하고, 마음의 안정을 기해야 한다.

하지만 호흡에 실리는 몸과 마음의 상태는 좋은 목소리를 내기 위한 기본적 바탕일 뿐이다. 무의식적인 외침이 아니라면 목소리를 내는 데에는 대부분 일정한 목적과 의도가 있다. 이를테면 노래를 부르거나 말을 하는 것 등이다. 본인이 지닌 의도를 파악하여 잘 활용하는 것에 목소리를 내는 진정한 의의가 있다.

목소리를 이용해서 말을 하는 이유는 생각과 감정을 표현하여 상대의 공감을 얻기 위해서이다. 그런데 똑같은 말이라 해도 좋은 목소리를 지닌 사람은 상대적으로 많은 이점을 얻는다. 듣는 이의 감성을 사로잡아 한결 더 쉽게 공감을 얻어낼 수 있기 때문이다. 이는 메라비언의 법칙(대화에서 시각과 청각 이미지가 중요시된다는 커뮤니케이션 이론)에 의해 이미 증명된 바 있다. 이 법칙에 의하면 메시지를 전달할 때 상대가 느끼는 인상이나 호감은 내용 그 자체보다 목소리의 비중이 더 많은 영향을 끼친다고 하였다.

그렇다면 상대에게 호감을 주는 좋은 목소리는 어떤 것일까. 소리가 맑고 깨끗하며, 풍부한 화음이 있고, 울림이 좋은 소리를 말한다. 깨끗한 소리가 나려면 앞서 살펴본 것처럼 몸과 마음이 건강하고 성대의 상태가 양호해야 한다. 무리한 발성이 계속되거나 몸에 이상이 있다면 목이 쉬고 갈라진 소리가 난다.

화음Harmonics은 높낮이가 다른 다양한 음들이 어울려 내는 조화로운 복합음이다. 흔히 하나의 음성이라 생각하기 쉽지만, 실은 목소리도 섬세한 차이를 지닌 여러 음이 어울려 만들어진다. 화합하는 음의 개수가 많을수록 목소리가 더 아름답게 들린다.

　울림이 좋다는 것은 공명감을 말한다. 호흡이 성대를 진동시켜 만들어진 목소리가 바깥으로 들리기 위해서는 몇 개의 빈 공간을 통과해야 한다. 이를 목소리가 나오는 길, 즉 성도聲道라고 부른다. 성도는 후두강, 인두강, 구강, 비강 등 네 개의 공명강으로 이루어진다. 성대에서 만들어진 원 목소리는 이 공간들을 지나며 공명을 일으켜 울림이 증폭된다. 활의 마찰에 의해 만들어진 바이올린 소리가 공명판과 공명통을 통과하며 더욱 크고 풍부해지는 것과 같은 원리이다. 화음이 만들어지는 이유도 성대에서 처음 만들어진 소리가 성도의 여러 부분에 부딪히며 진동수가 달라진 다른 음들이 발생하기 때문이다. 그 모든 소리가 어우러지며 한 사람의 목소리를 만들어낸다.

　목소리의 높낮이 차이는 단위 시간 안에 몇 번의 떨림이 있었는지를 나타내는 진동수, 혹은 주파수의 차이를 말한다. 진동수가 많으면 여성의 음성과 같은 높은 소리가 난다. 그리고 적어질수록 남성의 음성처럼 소리가 낮아진다. 이 차이는 성대의 굵기와 길이에 의해 발생한다. 여성에 비해 성대가 굵고 긴 남성들은 떨림의 횟수가 상대적으로 더 적다. 반면 아이와 여성은 그보다 가늘고 짧아 더 잦은 떨림이 생긴다.

목소리가 크고 작음은 진동 폭의 차이에 의해 생겨난다. 큰 소리는 진동 폭이 크고, 작은 소리는 진동 폭이 작다. 소리의 크기는 성대를 진동시키는 공기의 압력에 의해 결정된다. 압력이 높을수록 공기의 힘이 세게 작용하여 목소리가 커지고, 낮으면 작아진다.

그러나 같은 높낮이와 크기의 음이라 해도 사람들은 저마다 다른 목소리가 난다. 그 이유는 음이 진동해서 생기는 파동의 모양인 파형波形이 각자 다르기 때문이다. 똑같은 음이라도 피아노와 바이올린, 첼로가 연주하는 소리가 각각 다른 것과 같은 이치이다. 이러한 파형의 차이가 주는 섬세하고 감각적인 특색을 음색이라 한다. 음색은 주로 성도의 선천적인 생김새 차이에 의해 생긴다.

타고난 목소리가 좋다면 실로 축복받은 일이다. 그런데 타고난 목소리가 좋지 않은 사람들은 타인에게 호감을 주는 좋은 목소리를 지닐 수 없는 걸까. 당연히 그렇지 않다. 노력만 한다면 얼마든지 좋은 목소리를 낼 수 있다. 보이스 스타일링 수업을 받았던 모든 사람들이 본래 자신의 목소리를 바탕으로 연습을 거듭한 결과 원하던 좋은 목소리를 얻었다.

그렇다면 그 비결이 무엇일까. 바로 호흡이다. 우리뿐 아니라 대부분의 전문가들 역시 호흡 연습과 올바른 발성법만으로도 좋은 목소리를 만들 수 있다고 말한다. 바이올린 활이 연주자의 의도에 의해 제어될 때 최적의 소리를 만들어내는 것처럼 호흡 역시 본인의 의도대로 적절히 조절되고 자유자재로 사용될 수 있을 때 원하는 목소리를 만들 수 있다.

평소 무의식적으로 숨을 쉬는 우리는 숨의 패턴을 바꾸겠다고 마음먹는 순간부터 깊은숨을 들이쉴 수도 있고, 긴 숨을 내쉴 수도 있다. 호흡은 자율신경계 중 유일하게 의식으로 조절이 가능하다. 호흡 연습을 통해 공기의 흡입량과 속도 등을 조절하면 선천적인 조건을 극복하여 좋은 목소리를 낼 수 있다. 그리고 꾸준한 연습과 훈련을 통해 그러한 습관이 굳어지면 평생 좋은 목소리를 지니고 살 수 있다. 결국, 의식적인 호흡이 숨결을 가다듬고 보이스를 좌우하는 것이다.

'의식적'이라는 말은 '인위적'이라는 말과는 다르다. 억지로 없던 무엇을 만들어내는 게 아니다. 본래 있던 것을 깨어 있는 의식의 차원에서 보는 것이다. 개선의 의지를 갖고 조정하고 개발한다는 의미에 더 가깝다. 호흡 조절을 통해 타고난 그대로의 조건에서 발성의 최적화를 이루는 것이다.

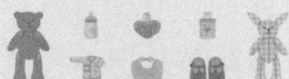

복식호흡이 인체에 미치는 신비로운 효과

호흡을 바꾸면 목소리에만 변화가 일어날까? 몸과 마음이 건강하면 호흡이 원활하고 좋은 목소리가 난다. 반대로 호흡을 강화하고 조절하는 훈련은 목소리뿐 아니라 몸과 마음의 상태에도 영향을 준다. 호흡을 통해 몸과 마음의 안정을 기하거나 체력을 단련하려는 시도는 이미 오래전부터 있었다. 요가나 명상 같은 다양한 수행법들이 이에 속한다. 이런 수행법들은 주로 복식호흡을 기본으로 한다. 그러면 복식호흡은 일반적인 호흡과 어떻게 다를까.

호흡의 여러 종류 중 대표적인 호흡이 흉식호흡과 복식호흡이다. 호흡운동은 흉곽 내에 자리한 폐에서 이루어진다. 폐는 탄력성이 있지만, 스스로 움직일 수 있는 근육이 없다. 흉곽을 이루는 뼈의 근육이 수축해서 가슴 내 공간이 넓어지면 비로소 부피가 커진다. 그와 함께 폐포 내 공기의 밀도가 낮아져 상대적으로 밀도가 높은 외부의 공기를 끌어들일 수 있다. 반대로 근육이 이완되면 부피가 축소되고 밀도가 높아져 밖으로 공기를 내보낸다. 이렇게 흉곽을 이루는 뼈 주변 근육의 수축과 이완을 통해 이루어지는 호흡을 흉식호흡, 또는 가슴호흡이라 한다.

복식호흡은 횡격막의 수축과 이완을 통해 이루어지는 호흡이다. 횡격막이란 가슴과 배 사이에 있는 단단한 근육막이다. 본래는 위로 볼록한 모양이지만, 숨을 들이쉴 때는 수축하여 평평한 모양으로 변한다. 숨을 내쉴 때는 다시 제 모양으로 돌아간다. 횡격막은 이처럼 반복적인 수축과 이완을 통해 호흡 시 가슴 내 공간의 확장을 돕는 역할을 한다. 복식호흡에서는 복부의 근육을 써서 평상시 호흡 상태보다 횡격막을 더욱 밑으로 끌어내린다. 그만큼 가슴 안의 공간이 넓어져 폐가 더 많은 공기를 받아들일 수 있다. 폐는 밑부분이 넓고 큰 형태이다. 횡격막이 내려가면 밑부분이 펴지며 상대적으로 많은 공기를 흡입하게 된다.

우리에게 평소 익숙한 호흡은 흉식호흡이다. 흉식호흡을 할 때는 횡격막이 거의 움직이지 않는다. 가슴 안의 공간이 한정되어 공기의 흡입량이 적어질 수밖에 없다. 폐의 일부를 사용하게 되므로 폐활량도 적어진다. 물론 평소 호흡하기에는 별 불편이 없지만, 말하는 데는 그리 적합한 호흡이 아니다. 우선 원활한 의사 표현에 필요한 충분한 호흡량을 확보하기 어렵기 때문이다. 호흡이 짧으면 말이 중간에 끊기고 쉽게 숨이 찬다. 그 결과 툭툭 던지는 듯한 말투를 구사하여 전달력에 문제가 생길 우려가 있다. 호흡의 힘이 부족하여 입속에서 말을 웅얼거리게 될 수도 있다. 또한 성대의 일부분만 사용하게 되어 제 목소리를 내기 힘들다.

그에 반해 복식호흡은 제대로 말하기에 이상적인 호흡이다. 호흡량이 풍부하여 목소리와 말의 속도를 화자話者의 의도대로 조절할 수 있다. 쉬고 싶을 때 쉬고, 한 호흡으로 가야 할 때는 이어서 말할 수 있다. 성도의 빈 공간뿐 아니라 몸 전체가 공명 기관으로 작용하게 되어 목소리가 한층 깊고 풍부해진다. 또한 성대 전체를 사용할 수 있어 높은음과 낮은음을 마음대로 오갈 수 있다. 많은 양의 공기로 강한 압력을 만들 수 있어 목소리에도 힘이 생긴다.

복식호흡의 장점은 이뿐만이 아니다. 복식호흡은 산소와 이산화탄소를 빠른 시간 안에 교환하는 쉽고 효율적인 방법이다. 횡격막의 적극적인 움직임에 의해 폐 전체가 활성화되기 때문이다. 그로 인해 혈액순환도 원활해져 몸 구석구석까지 산소와 영양분이 제대로 공급된다. 이런 기능들만 제대로 이루어져도 우리 몸은 특별한 이상 없이 건강하게 유지될 수 있다. 장기적으로 복식호흡 수련을 하면 바이러스나 병원균에 대항할 수 있는 면역력을 키울 수 있다.

그밖에도 복식호흡이 주는 여러 가지 효용이 과학적으로 증명되었다. 복식호흡은 장의 운동을 자극하여 소화 흡수를 돕고 변비를 예방한다. 그리고 특정 방식의 복식호흡은 지방의 연소를 촉진하여 다이어트에도 도움이 된다. 또한 복식호흡을 꾸준히 실행하면 혈압 강하 효과도 볼 수 있다.

스트레스 이완 효과도 복식호흡의 빼놓을 수 없는 이점 중 하나이다. 불안하거나 초조할 때 우리는 자신도 모르게 얕은 흉식호흡을 하게 된다. 그와 함께 숨은 가빠지고 마음은 점점 더 불안해지며, 심장은 더욱 두근거린다. 그럴 때 스스로를 다독이며 심호흡을 하고 나면 한결 편안해지는 기분이 들었을 것이다. 이는 단순히 기분 탓만은 아니다. 실제로도 몸 안의 긴장감이 사라지며 편안한 느낌을 되찾은 것이다. 여기엔 우리 몸 안의 생리적 메커니즘이 숨어 있다.

교감신경과 부교감신경은 학창시절에 익히 들었던 이름이다. 이것들의 주요기능을 다시 한번 되짚어보자. 교감신경은 급격한 위기 상황에 맞서 흥분과 긴장을 불러일으킨다. 그와 반대로 부교감신경은 불안한 경직상태를 이완시키는 역할을 한다. 우리 몸의 내장 기관 전반에는 부교감신경계의 중심인 미주신경이 넓게 퍼져 있다. 뇌에서 시작된 이 신경은 횡격막을 통해 내장까지 이어지게 된다. 복식호흡을 하면 횡격막의 운동이 활발해지면서 내장 기관과 그에 분포된 미주신경을 자극하게 된다. 그 결과 부교감신경이 활성화되며 몸과 마음의 긴장이 완화되는 것이다.

여기서 우리가 주목해야 할 내용이 하나 있다. 복식호흡의 긴장 완화 효과가 조산 위험성 감소에 도움이 될 수 있다는 사실이다. 국내 한 연구(심정언, 장순복, 2006)에 따르면 조기진통이 온 임신부에게 복식호흡을 시행하게 한 결과, 조산을 부르는 심리적 불안도가 현저히 감소했다. 조기진통이란 출산 임박 시에 오는 규칙적인 진통과 자궁경부의 변화가 임신 만 37주 이전에 미리 나타나는 증상이다. 진통이 있다는 것은 출산을 위한 자궁수축이 이루어지고 있다는 의미이다. 조산을 유발하는 원인 중 절반이 조기진통 때문이다. 그런 만큼 빠르고 적절한 대응을 통해 자궁수축을 막고 최대한 임신을 유지하는 게 관건이다.

이때 상태를 악화시키는 요인이 있다. 심리적 불안감이다. 조기진통이 왔다면 태내에서 아직 성장이 덜 끝난 아기를 험한 세상에 그대로 내보내야 할 위험성이 높아졌다는 뜻이다. 아기와 엄마의 안위 자체가 위태로운 상황이기도 하다. 당연히 심적 부담과 위기감을 느낄 수밖에 없다. 불안감은 교감신경을 자극하고, 그것이 호르몬계의 여러 경로를 거쳐 결과적으로 자궁수축 호르몬인 옥시토신 분비를 촉진하게 된다. 조기진통으로 불안해할수록 자궁수축이 더 빨리 진행될 가능성이 커지게 된다.

조기진통으로 입원한 임신 20~37주 사이의 임신부들을 대상으로 연구진은 약 두 달 반 정도 복식호흡을 시행하게 하였다. 그 결과 심리적, 생리적 불안도가 눈에 띄게 낮아졌다.

조기진통의 위험성이 있는 임부들을 대상으로 한 다른 연구에서는 복식호흡으로 임부의 심신을 이완시키는 요법을 통해 임신 유지 기간 증가와 함께 신생아 체중이 상승했음을 입증하였다. 실제로 저자 김나연의 경우도 조산의 위험성으로 수개월 간 꼼짝 못하고 병원에서 누운 채로만 지내야 했다. 당시의 경험에 대해서는 뒷장에 상세히 설명하겠다.

보이스 스타일링의 말하기호흡은 이토록 장점이 많은 복식호흡을 기반으로 한다. 말하기호흡을 훈련하고 체화한다면 복식호흡이 주는 여러 가지 건강상의 이점들을 톡톡히 누릴 수 있을 것이다.

4 말에 혼을 불어넣는 말하기호흡

　보이스 스타일링의 첫 번째 과정인 말하기호흡에 대해 이제부터 본격적으로 알아보자. 복식호흡의 날숨을 이용해 말하는 것을 보이스 스타일링에서는 '말하기호흡'이라 부른다. 보이스 스타일링이 추구하는 '제대로 말하기'를 위한 기본 호흡법이며, 자아 정체성을 찾게 해주는 첫걸음이다. 그런데 제대로 말을 한다는 것은 어떤 것일까. 복식호흡을 이용한 말하기가 왜 제대로 말하기와 관련이 있는 것일까. 맨 앞장에서 잠시 언급한 것처럼 제대로 말하기란 한마디로 '말의 본질'에 충실한 대화법이라 할 수 있다.

　사전적 의미로 본다면 말은 생각과 느낌을 표현하고 전달하기 위해 조직적으로 만들어내는 목의 소리나 음성기호이다. 목소리가 말이 되어 나오는 과정을 살펴보면 무슨 뜻인지 이해할 수 있을 것이다.

　목소리가 만들어지는 과정을 상기해보자. 목소리는 호흡에 의한 공기의 흐름이 후두의 성대에 진동을 주어 만들어지는데, 그렇게 생성된 원음의 목소리는 작고 미미한 소리이다. 그러나 그 원음이 소리의 길인 성도聲道를 거치면서 소리의 변형과 울림이 생긴다. 그런 과정을 발성發聲이라고 한다. 한편 말하는 이가 어떤 말을 하고자 하는 경우를 생각해보자. 화자의 의도에 따라 목젖, 혀, 입천장, 입술, 치아, 잇몸 등 발음부의 움직임이 생기면, 그에 의해 성도의 모양 변화가 생긴다. 그리고 다시 그 모양 변화가 소리의 변화

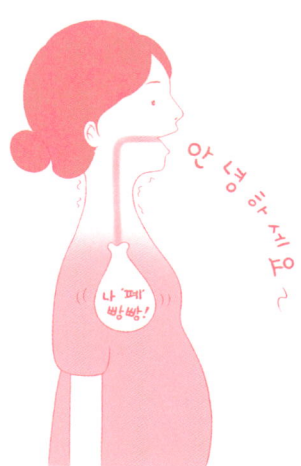

를 만들어내며 최종적으로 원하는 말이 입 밖으로 나오게 된다. 그것을 발음發音이라 한다. 말은 호흡에 의해 만들어진 목소리 원음이 성도를 통과하며 울림이 생기고 발음부의 움직임에 의해 변형되고 세분화되어 나오는 소리이다.

그런데 그 과정이 전부가 아니다. 말을 하는 가장 궁극적인 이유는 상대의 공감을 얻기 위해서이다. 단순히 내 말을 전달만 하고 끝내는 게 아니다. 말의 본질 속에는 상대를 전제한 개념이 있다. 상대의 공감을 얻기 위해서는 말에 진정성이 있어야 한다. 또한 내 의도가 상대에게 잘못 전달되지 않도록 정확한 전달력을 지녀야 한다. 결국 제대로 말하기는 다음의 두 가지로 요약할 수 있다.

제대로 말하기

- 말에 진심을 담는 것
- 전달력 있게 말하는 것

말에 진심을 담는다는 것은 몸과 마음 그대로가 담긴다는 뜻이다. 내 몸 깊숙한 곳에서 끌어올린 복식호흡의 에너지에 말을 얹으면 구사하는 단어 하나하나가 제 뜻과 감정을 지니게 된다. 무의미하게 흩어지는 영혼 없는 말이 아니라 상대의 심금을 울리는 생명을 지닌 말이 된다.

실제로도 호흡 없는 말하기, 혹은 가슴호흡만으로 말을 하던 이들에게 말하기호흡을 가르친 후 주어진 예문을 낭독하게 하면 확연한 차이를 느낄 수 있다. 말이 생생하게 살아나고, 말하는 이의 진심이 말을 살아 있는 것으로 만들었음을 여실히 알 수 있다. 진심이나 진정성은 정신이나 혼과 같다. 말에 혼을 불어넣으면 말이 살아나게 된다. 말하기호흡으로 말에 생명의 혼이 담기게 된다.

말의 전달력이 있다는 것은 무엇일까. 내 뜻과 감정을 올바른 발성과 발음의 말로 만들어 정확히 전달하는 기능을 갖췄다는 이야기이다. 제대로 말하기는 그 두 가지 요소가 하나로 완벽히 결합할 때 비로소 가능해진다.

전달력의 핵심은 명확한 발음이다. 발음이 제대로 이루어지기 위해서는 올바른 호흡과 발성이 선행되어야 한다. 진심과 전달력이 하나이듯 말을 할 때 호흡과 발성 발음 역시 하나일 수밖에 없다. 아마도 성우나 연기자, 아나운서를 지망하는 모든 이는 대부분 똑같은 지도를 받을 것이다. 그들은 호흡법 따로, 발성법 따로, 또 발음법을 따로 연습한다. 하지만 실제 멘트를 하게 되었을 때 그 모든 것을 한 번에 적용하려면 그야말로 스텝이 꼬이고 만다.

이는 마치 우리가 영어 혹은 제2외국어를 배우는 과정과 비슷하다. 학교에서 단어를 외우고, 품사를 배우고, 문장구조를 아무리 익혀도 어쩐 일인지 외국인만 만나면 말문이 막힌다. 본래 말이란 것은 그 모든 요소가 종합된 것이기 때문이다. 그런데 실제는 분리될 수 없는 각각의 요소를 하나씩 따로 떼어 머릿속에서 의도적으로 배합해 말을 하려니 그야말로 꿀 먹은 벙어리가 될 수밖에 없다.

처음에는 우리도 호흡과 발성, 발음이 따로 존재한다고 여겼다. 그러나 목소리와 말에 대한 오랜 탐구와 연습 끝에 세 가지가 뗄 수 없는 하나임을 깨달았다. 그리고 그 핵심은 호흡임을 알게 되었다. 호흡만 제대로 해도 발성과 발음은 기본적으로 따라오게 된다. 이 장에서 다루는 말하기호흡을 비롯해서 뒤에 다룰 동그라미호흡은 그러한 체험을 바탕으로 만든 호흡법이자 말하기 방식이다.

제대로 말하기의 두 요소인 말에 진심 담기와 전달력의 문제는 둘 다 호흡으로 귀결된다. 그러므로 말하기호흡에 충실한 것이 답이다. 이 장에서 호흡에 대해 상세히 짚어보는 이유도 그러한 사실을 이해하기 위함이다. 물론 제대로 말하기를 위해서는 생각하고 말하기나 감정훈련 또는 낭독훈련처럼 전달력을 강화하기 위한 세부적인 훈련들을 거쳐야 한다. 하지만 올바른 호흡법을 익히고 그것이 체화되면 제대로 말하기의 기초공사가 어느 정도 완성되었다고 볼 수 있다.

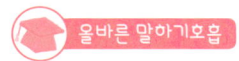 올바른 말하기호흡

❶ 스스로의 호흡리듬 파악하기

　말하기호흡을 실행하는 방법은 어렵지 않다. 복식호흡의 날숨에 말을 얹으면 된다. 말하기호흡을 실행하기 위해서는 우선 자신의 호흡리듬을 알아야 한다. 사람들은 저마다 다른 유전적 소인을 지니고 있다. 또 각자 다른 환경에서 살아왔다. 성별, 연령대는 물론 신체 내부 구조가 제각기 모두 다르다. 숨의 길이나 강도 역시 차이가 날 수밖에 없다. 모든 사람은 각기 다른 호흡리듬을 지니고 있다. 그 리듬을 알아내는 것이 말하기호흡의 첫 번째 과정이다.

　우선 편안하게 자리에 누워보자. 그런 다음 호흡하고 있는 코에 집중한다. 들숨과 날숨이 감지될 것이다. 이때 자신의 호흡이 긴지 짧은지, 아니면 급한지 여유로운지 느껴본다. 이 과정의 실질적 목표는 호흡리듬의 자각이지만 그러한 행동에 깃든 보다 내적인 지향점, 즉 자아에 대한 집중과 성찰이다. 호흡에 주의를 기울이면 잡념이 사라진다. 늘 외부의 것들에 주의를 빼앗겨 좀처럼 돌아보지 못했던 나 자신에만 의식이 집중된다. 그리고 바로 그 순간, 호흡을 통해 존재하는 나 자신을 실감하게 된다.

　다른 사람과 차별되는 나만의 호흡을 느껴보는 것이 '나'를 찾기 위한 여정의 시작이다. 호흡은 생명이 깃드는 출발점이고, 성장의 에너지이다. 타고난 특질과 개성이 거듭되는 호흡 속에서 체계를 잡아가고 형상화한다. 나만의 독특한 생각과 느낌이 담긴 목소리와 말도 호흡의 기초 위에 만들어진다. 나만의 호흡을 느껴보는 것은 깨어 있는 의식으로 스스로의 실체와 실존을 알아채는 일이다.

❷ 복식호흡 연습

그다음 단계는 복식호흡 연습이다. 전 단계에서 파악한 자신의 호흡리듬에 맞춰 실행하는 것이 좋다. 익숙해지기 전까지는 복식호흡 역시 등을 바닥에 대고 편안히 누운 상태에서 실행하는 것이 바람직하다. 정자세로 누우면 온몸의 근육이 이완되어 힘이 들어가지 않은 자연스러운 호흡이 가능하기 때문이다.

복식호흡의 첫 순서는 남아 있는 호흡 내뱉기이다. 남아 있는 숨을 최대한 내뱉은 다음, 코로 숨을 한껏 들이마신다. 공기를 배에 가득 채우고 턱 밑까지 차올랐다는 느낌을 받게 되면 숨을 잠시 멈춘다. 그런 다음엔 입으로 숨을 최대한 천천히 내쉰다.

복식호흡의 순서를 다시 한번 정리해본다.

- 올바른 복식호흡

  ❶ 남아 있는 호흡을 뱉어낸다.

  ❷ 코로 빠르게 숨을 들이마셔 배에 차오르도록 한다.

  ❸ 배가 불룩해질 정도가 되면 숨을 잠시 멈춘다.

  ❹ 배에 가득했던 숨을 입으로 천천히 내쉰다.

  ❺ 배가 완전히 홀쭉해지면 다시 코로 숨을 들이마시며 위의 과정을 반복한다.

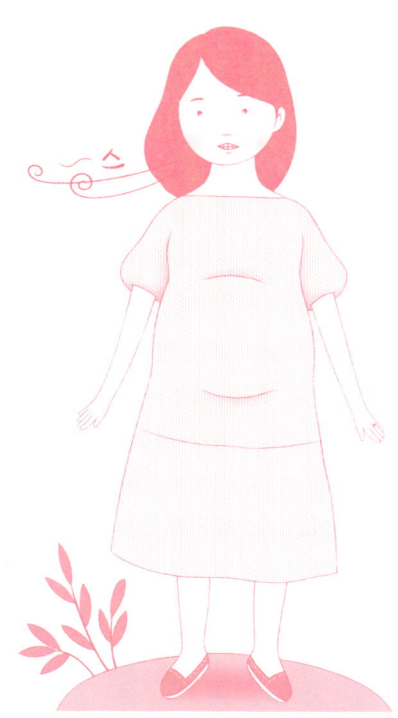

물론 이 방법과 다르게 숨을 들이마시는 순서부터 시작해도 큰 차이는 없다. 처음엔 복식호흡이 서툴 수밖에 없다. 단순히 배를 내밀었다가 들이미는 동작을 복식호흡이라 착각하기 쉽다. 배의 동작과 들숨, 날숨이 반대로 되는 경우도 있다. 이는 복식호흡에 대한 이해가 부족하기 때문이다. 배를 움직이는 호흡이라는 점에 과도하게 집중하는 바람에 정작 중요한 횡격막 끌어내리기를 간과한 것이다. 하지만 시작 부분에서 일단 숨을 끝까지 내쉬면 그 반동에 따라 자신도 모르게 숨을 더 깊이 들이마실 수 있다.

❸ 날숨에 말 얹기

복식호흡 연습이 충분히 이루어졌다면 날숨에 말을 얹는 연습을 해보자. 숨을 짧게 들이쉬어 호흡량을 확보한 후 숨을 천천히 내쉬면서 하고자 하는 말을 그 위에 실으면 된다. 말은 날숨을 내쉬는 동안 이루어진다. 날숨을 끝까지 내쉬었다고 느껴지면 잠시 말을 끊은 후 숨을 짧고 깊게 들이마신다. 그런 다음 다시 날숨 단계에서 다음 말을 이어간다. 이때 한 번의 날숨에 말하는 것을 '한 호흡'이라 표현한다.

날숨에 말을 얹는 것을 한번 몸에 익히고 나면 결코 어려운 일이 아니다. 그러나 처음 시도할 때는 날숨과 말을 병용함에 혼란이 오는 경우가 많다. 대부분의 사람들은 날숨을 놓치고 호흡 없이 목

발성으로 말하는 평소 버릇으로 돌아간다. 날숨 따로, 말 따로가 되어버린다.

호흡을 사용하지 않는 목 발성은 목 근육에 강제로 힘을 주어 소리를 낸다. 목에 힘이 들어가면 날숨이 빠져나오는 길을 막게 된다. 그런 이유로 목에 주어지는 힘을 빼는 것을 무엇보다 우선한다. 하지만 힘을 빼라고 하면 오히려 더 신경이 쓰여 목이 경직되고 만다. 그래서 우리는 목에 힘을 주지 않고 호흡에만 집중하며 동시에 쉽게 말이 트이는 훈련법을 개발해냈다. 바로 날숨 단계에서 말을 하기 전에 먼저 '스-'라는 음이 나오도록 호흡을 내뿜는 것이다. 이 방식은 우리의 의식을 '스-'에 집중시켜 저절로 목에 힘을 빼고 원활한 날숨이 이루어지도록 만든다.

이 훈련의 장점은 자신의 호흡과 발음을 직접 느낄 수 있다는 점이다. 현재 날숨이 나오고 있으며, 그와 동시에 '스-'라는 발음을 말하고 있다는 사실을 스스로 체감하게 된다. 이를 통해 날숨에 말을 얹는 말하기호흡을 자연스럽게 실행할 수 있다.

그런데 왜 하필 '스-'라는 음을 택했을까. 'ㅅ'은 무성음이다. 무성음이란 성대의 떨림 없이 내는 소리를 의미한다. 목소리가 나기 위해서는 성대가 닫히며 호흡에 의해 떨림이 생겨야 한다. 반면 호흡을 할 때는 성대가 열려 들숨과 날숨의 통로가 된다고 했다. 하지만 성대의 떨림 없이 소리가 나는 음도 있다. 무성음이 그러하다. 무성음은 성대가 열린 상태에서 호흡이 나오는 소리가 발음기관에 의해 조음된 음이다. 그렇기에 무성음 'ㅅ'이 포함된 '스-'는 호흡이 나오는 소리와 비교적 가깝다.

본래 날숨 상태에서 특별한 노력을 기울이지 않고도 소리를 낼 수 있는 가장 쉬운 음은 무성음 'ㅎ'이 포함된 '흐-'라는 음이다. 하지만 '흐-'의 경우는 숨이 단번에 쏟아져 나오게 된다. 말을 원하는 속도와 분량을 위해서는 날숨의 조절이 필수적이다. '스-'는 '흐-'에 비해 호흡을 조절하기가 더 쉽다. 또한 'ㅅ'은 호흡이 입 밖으로 새어 나오는 것을 극명하게 알 수 있는 임팩트가 있는 음이다. '스-'라는 소리를 낼 때는 혀끝과 앞니 윗부분 안쪽 바로 뒤에 맞닿아 있는 잇몸의 사이가 좁혀지며 날숨의 밀도가 높여진다. 그로 인해 빠져나가는 호흡을 한층 강하게 인지할 수 있다.

날숨 순서에서 몇 번쯤 '스-' 소리를 내어 호흡의 존재감을 충분히 느껴본다. 그를 통해 날숨이 어떤 것임을 체감한다면 그다음 번 날숨에는 '스-' 소리를 잠시 내다가 "안녕하세요."라는 말을 얹어 보자. 호흡으로 말을 한다는 게 어떤 느낌을 말하는지 알 수 있을 것이다.

- 날숨에 말 얹기

   ❶ 편안하게 복식호흡을 시작한다.

   ❷ 날숨 순서에서 '스–' 소리를 내며 숨을 내뿜는다.

   ❸ 연습 초기에는 ❷를 몇 차례 반복하며 날숨이 어떤 것인지 느껴본다.

   ❹ 날숨이 시작될 때 '스–'하고 숨을 내뿜다가 "안녕하세요. ○○○입니다." 와 같은 짧은 문장의 말을 그 숨 위에 가볍게 얹어본다.

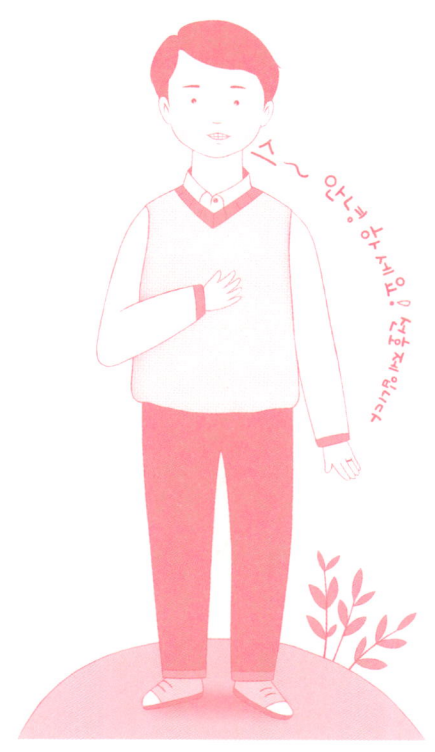

말하기호흡이 익숙해지면 다음의 예문을 읽어본다.

말하기호흡(짧은 문장)

- 안녕하세요. OOO입니다.
- 만나서 반갑습니다. OOO입니다.
- 날씨가 참 좋네요. 식사는 하셨어요?
- 도움 주셔서 정말 감사합니다.
- 보이스 스타일링의 핵심은 내가 주인공이다.
- 왜 사냐고 묻거든 그냥 웃지요.
- 사느냐 죽느냐, 그것이 문제로다.

기타 단문형태의 인사말이나 인용구들로 연습하여도 좋다.

'위 예문은 https://cafe.naver.com/voicestyling 에서 바로 들으실 수 있습니다.'

    말하기호흡은 복식호흡을 꾸준히 연습하고 그 호흡의 날숨에 말을 얹는 간단한 원리로 이루어져 있다. 꾸준히 연습해보면 말하기호흡이 생각보다 접근하기 쉬운 훈련법임을 깨닫게 된다.

    임신부들은 배 속의 아기에게 아름다운 목소리를 들려주고 싶어 한다. 아기에게 다가갈 첫인상인 목소리가 친근하고 호감 가는 음성이었으면 좋겠다는 바람도 있다. 그렇다면 아름다운 목소리란 어떤 소리를 말하는 걸까.

    옛날 중국 선진先秦에 유명한 가객인 설담薛譚이 있었다. 그녀는 진청秦靑이란 이에게 노래를 배웠는데, 그는 설담의 재능을 무척 아졌다. 하지만 진청에게서 노래의 기술을 모두 전수받았다고 착각한 설담은 더는 배울 게 없다는 자만에 빠졌고, 결국 자신의 본향으로 돌아가겠다고 선언한다. 제자와 이별하는 것이 못내 아쉽고 슬펐지만 진청은 설담의 결정을 막지 않았다. 대신 그는 성 밖 네 거리에서 떠나는 설담을 배웅하며 말로 다 하지 못했던 심경을 담아 애절한 노래를 부른다. 그런데 그 소리가 어찌나 구슬펐던지 숲의 나무들이 흔들리고, 소리의 울림이 하늘로 퍼져 지나가는 구름마저 멈추게 했다고 한다. 그의 노래에 감화된 설담은 그제야 자신의 경거망동을 뉘우치고는 일평생 스승의 곁을 떠나지 않았다. 그 후 설담은 진청의 가르침에 힘입어 희대의 명창이 되었다고 한다.

이야기가 우리에게 전하고자 하는 바는 진청의 목소리가 아름다웠다는 의미가 아니다. 그보다는 그 목소리 속에 담긴 진심의 힘에 무게가 실려 있다. 목소리에 담긴 진정성이 나무와 구름을 울리고 사람의 마음을 움직였다는 뜻이다. 그리고 그것이 바로 스승인 진청이 애제자에게 알려주고 싶었던 최후의 한 수가 아니었을까.

세상 사람들 하나하나의 목소리는 저마다의 아름다움이 있다. 진청이나 설담이 아닌 그 누구라도 내 마음의 진심을 담는다면 그것이 곧 상대를 감동시키는 좋은 목소리일 것이다. 하지만 누군가를 따라 한다면 그 진심이 담길 수 없다. 아류의 목소리에는 생명과 진정성이 없다. 자신의 선천적 장점을 살려 개성이 살아 있는 목소리를 찾는다면 세상에서 하나뿐인 나만의 목소리가 완성된다. 결국 아름다운 목소리란 진심이 담긴 나만의 목소리를 일컫는다. 보이스 스타일링은 내 목소리의 참된 아름다움을 찾아가는 과정이며, 그러한 과정을 통해 궁극적으로는 나를 찾게 되는 자아탐색의 여정이다.

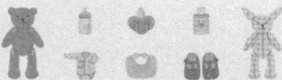

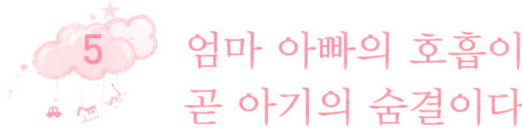
5 엄마 아빠의 호흡이 곧 아기의 숨결이다

 엄마와 아빠, 아기는 가족이라는 튼실한 나무 한 그루의 뿌리와 열매처럼 하나로 연결되었다. 그중 생명의 시작점인 호흡은 부모와 아기를 연결하는 가장 원초적인 끈이다. 직접 외부와 접촉할 수 없는 아기에게 부모는 생명과 에너지의 메신저 역할을 하는 존재이다. 우주의 기운이 호흡을 통해 엄마와 아빠에게 맞닿아 있듯, 아기는 엄마와 아빠의 호흡을 연결점으로 대기와 자연이 지닌 생명의 기운을 받아들이고 외부와 소통한다. 또한 호흡의 에너지로 성장을 이룬다. 그런 의미에서 엄마와 아빠의 호흡이 곧 아기의 숨결이다.

부모 중 특히 엄마는 태아의 호흡과 직접적으로 연결되었다. 태아의 폐는 다른 장기에 비해 가장 늦게 발달한다. 임신 34주 정도 되어야 제 역할을 해낼 수 있다. 만약 이 시기에 조산을 한다 해도 스스로 숨을 쉬는 것이 가능하다. 하지만 태아는 양수 속에 떠 있는 상태이기 때문에 공기를 들이마시는 형태의 호흡은 불가능하다. 그런 능력이 가능해지는 시점은 실제 공기 중에 호흡기가 노출되는 출생 직후부터이다. 태아는 코로 숨을 쉴 수 없다. 대신 호흡의 역할을 탯줄과 태반이 맡았다.

호흡기를 통해 몸속에 들어온 산소는 폐 속에서 혈액에 실려 온몸의 조직세포로 공급된다. 그리고 이와는 반대로 조직세포 속 이산화탄소는 혈액을 타고 폐로 돌아와 다시 호흡기를 통해 몸 밖으로 배출된다. 그런데 태아는 호흡기로 숨을 쉬는 대신 태반과 연결된 탯줄로 산소와 이산화탄소를 교환한다. 탯줄은 혈액의 통로이다. 엄마에게서 산소와 영양분이 담긴 혈액이 전해오는 정맥과 태아의 몸속 이산화탄소와 노폐물이 담긴 혈액을 실려 나가는 동맥으로 구성된다.

산소와 이산화탄소의 교환이라는 측면에서 볼 때, 태아의 실제 호흡은 엄마의 호흡과 궤를 함께한다. 엄마의 몸에 산소가 부족하면 태아에게 가는 산소의 공급도 원활하지 못하다. 임신 14주 정도

되면 태아의 장기가 제 모습을 갖추면서 성장발달이 더욱 활발해지고, 산소와 영양소의 필요량도 급증하게 된다. 이러한 시기에 태아에게 전해지는 산소 공급이 부족하다면 여러 가지 위험한 상황이 발생한다. 또한 산소의 공급이 오랜 기간 부족하다면 태아의 성장이 지연되고, 장기와 뇌에 장애가 일어날 수도 있다. 조산과 유산이 발생할 확률도 높아진다.

미국 카이저 퍼머넌트 연구소가 8만 2천 명의 아이들을 대상으로 한 연구에 따르면 태아기에 산소 공급을 제대로 받지 못한 아이들은 출생 후 주의력결핍 과잉행동장애ADHD가 나타날 확률이 높았다.

태아의 산소 부족은 고혈압, 천식 등 엄마의 질환이 원인이 되는 경우가 있다. 흡연 역시 태아의 산소 섭취를 방해하는 중대한 요인이다. 그러므로 질환이 있다면 임신을 하기 전 적절한 사전 치료가 필요할 것이다. 흡연의 폐해는 새삼 강조하지 않아도 충분히 알 수 있을 것이다. 그에 반해 이다음에 설명하는 경우는 엄마의 노력에 따라 얼마든지 극복할 수 있는 문제이다.

태아를 위해 엄마는 산소가 부족할 가능성이 있는, 사람이 밀집한 비좁은 장소를 피해야 한다. 산소량이 적어 고산병의 위험이 있는 곳의 여행도 삼가는 게 좋다. 그리고 풍부한 산소를 몸 안으로 받아들이는 습관도 필요한데, 일상 속에서 가장 손쉽게 실천할 수 있는 방법이 복식호흡의 활용이다. 평소 말하기호흡으로 발성을 하는 습관 역시 모체와 아기에게 충분한 산소를 공급하는 데 도움을 줄 수 있다.

엄마의 호흡을 통해 산소를 공급받는다고 해서 태아가 숨쉬기 운동을 전혀 하지 않는다는 말은 아니다. 태아의 호흡은 대략 임신 12주경에 시작된다. 태아는 출생과 동시에 폐를 이용한 호흡을 해야만 한다. 그래서 배 속에 있는 동안 호흡운동을 통해 미리 연습해놓지 않으면 안 된다. 실질적인 산소와 이산화탄소의 교환은 탯줄과 태반을 통해 이루어지지만, 호흡의 감을 익히고 호흡기와 폐 기능의 정상적인 작동을 위해 태중 워밍업을 하는 셈이다.

호흡은 본능적인 일이지만 학습을 통해 이루어지는 측면도 있다. 모체의 호흡리듬은 아기 자신의 바른 호흡을 위한 자극이자 본보기이고, 친근감과 애정을 느끼게 하는 근원이다. 그런데 태아에게는 엄마의 호흡과 더불어 친근한 호흡이 또 하나 존재한다. 바로 아빠의 호흡이다. 만일 태아가 아빠의 숨소리를 들을 수 있다면 분명 알 수 없는 끌림과 편안함을 느낄 것이다. 하지만 자궁벽에 둘러싸인 아기가 실질적으로 아빠의 숨결을 느끼기란 쉽지 않다. 아빠가 아기에게 숨소리를 들려주는 유일한 방법은 아기에게 자신의 말소리를 듣게 하는 것이다. 목소리와 말에 담긴 호흡에서 태아는 아빠의 존재감을 느끼게 된다. 그리고 호흡에서 호흡으로 이어지는 소통의 기초를 온몸의 세포 속에 깊이 새긴다. 머지않아 마주칠 저 바깥세상에 엄마만이 아닌 또 다른 든든한 울타리가 있다는 사실은 아기에게 평안하고도 깊은 안정감을 주게 될 것이다.

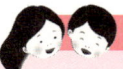 김니아·신호제이 보이스 스타일링 Tip

"말하기호흡-어린 시절의 호흡으로 돌아가라"

태아와 신생아의 호흡은 횡격막이 움직이며 이루어지는 복식호흡이다. 말하기호흡을 실행할 때는 부모들 스스로가 어린 시절의 호흡으로 돌아간다는 마음가짐을 지니는 게 좋다. 말하기호흡을 통해 엄마와 아빠, 아기는 같은 호흡을 공유하는 섬세한 일치감을 느낄 수 있다. 깊은 숲속을 산책하며 아이가 천천히 자연의 소리를 듣고, 주변의 풀과 나무를 감상하는 상상을 해보자. 아이의 발걸음, 아이의 호흡을 천천히 따라가면 아이의 눈높이에서 세상을 보는 이해와 소통의 눈이 생길 것이다.

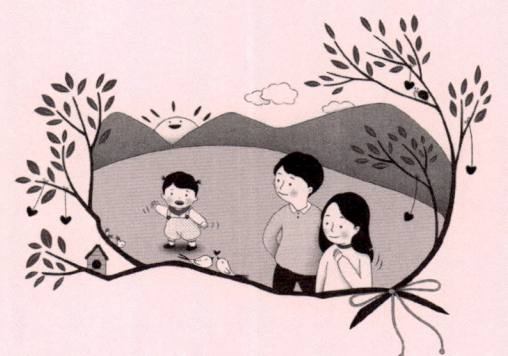

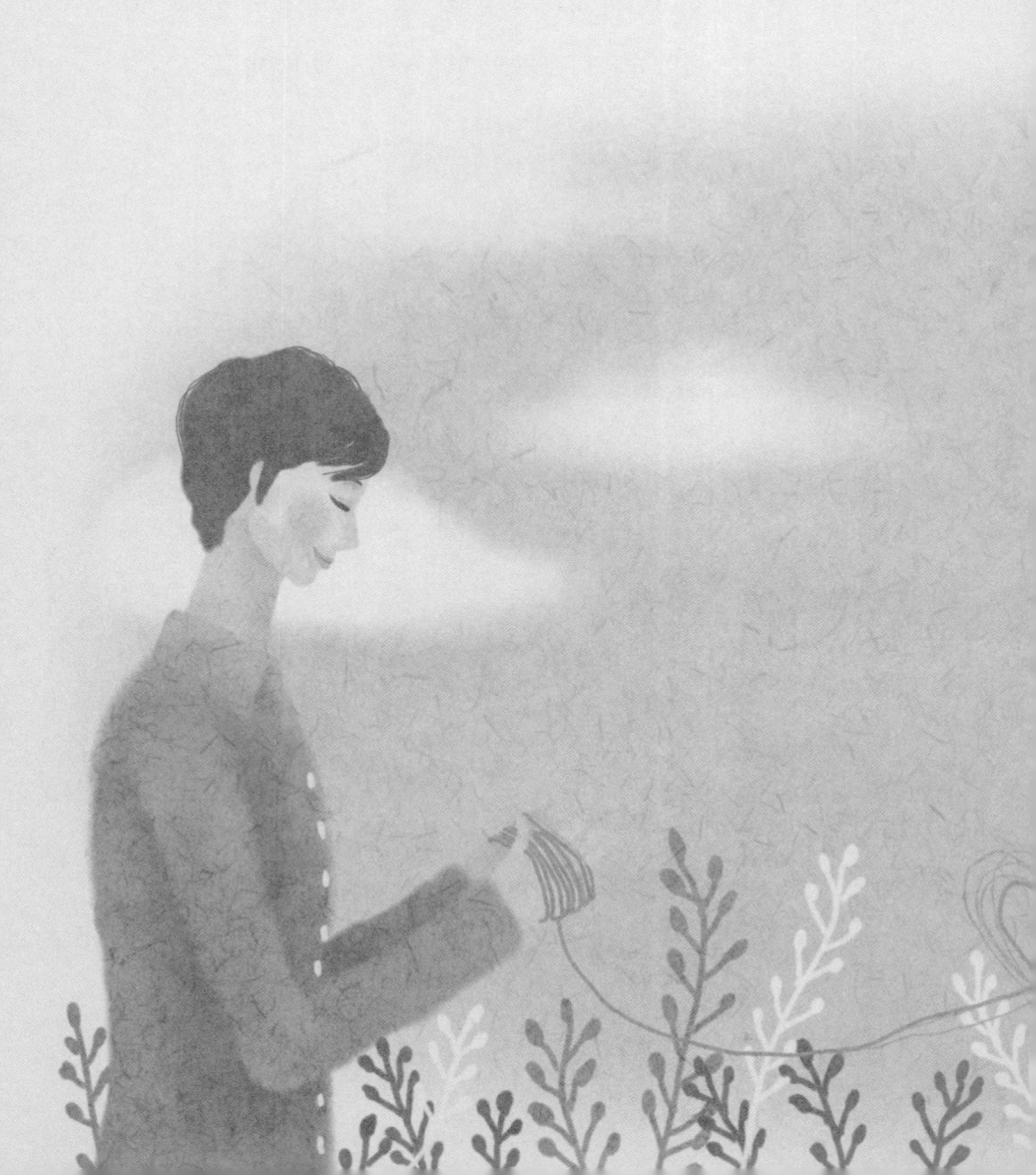

Part 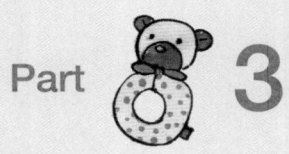 3

태교의 시작, 목소리

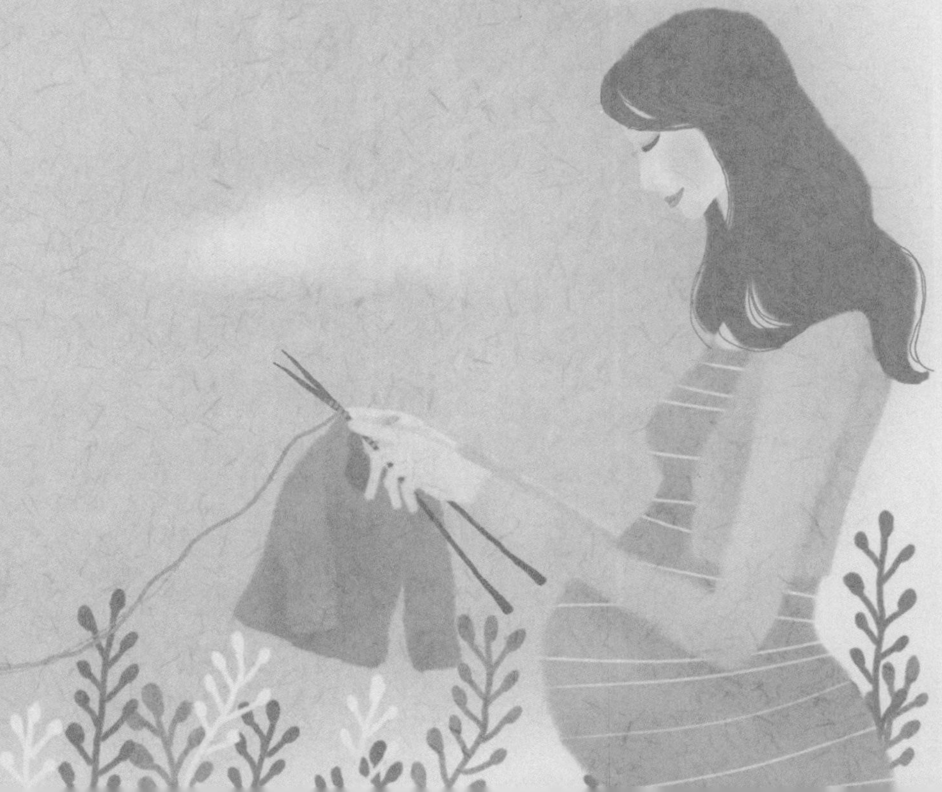

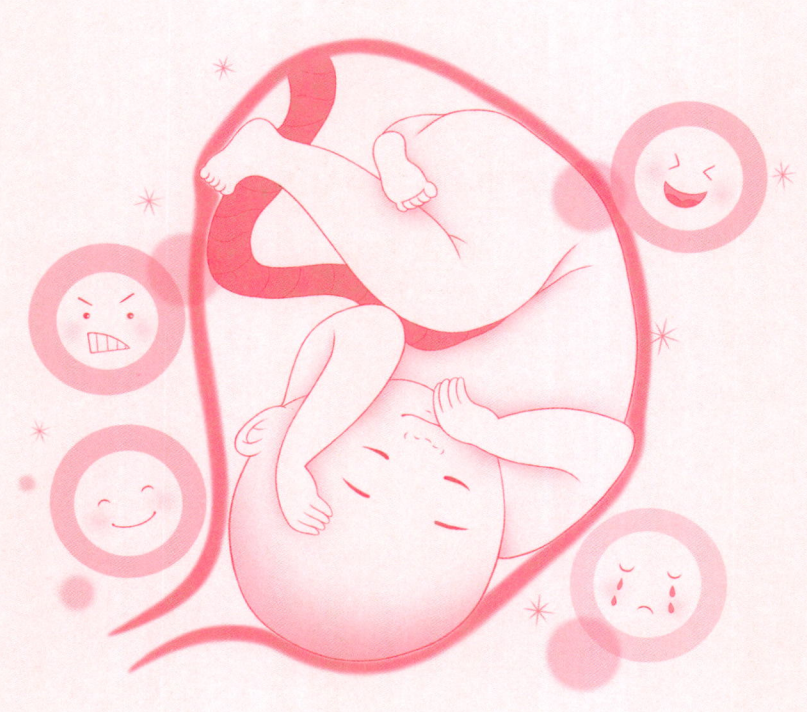

# 태교는 목소리로 시작하고, 목소리로 마무리한다

첫 장에서 이미 목소리와 말이 태교의 핵심임을 숱하게 강조했다. 이는 과학적 증명으로 드러난 사실일 뿐 아니라 저자의 체험이 담긴 결과이기도 하다. 저자 김나연은 조기양막파수로 조산의 위험에 처했었다. 먼저 그 이야기를 간략하게 해보기로 한다.

 김나연

둘째 아이를 가졌을 때였다. 6개월에 이미 자궁문이 열리는 잔혹한 일을 겪었다. 아이는 그때 겨우 800g, 정상적인 아이로 살 수 있는 확률이 희박했다. 나는 어떡하든 아이를 내 안에 품고, 엄마로서 내가 줄 수 있는 것들을 하나라도 더 전하고 싶었다. 병원의 치료법 역시 몸을 안정시켜 출산일을 최대한 뒤로 늦추는 것에 초점을 두었다.

하지만 이미 양수가 흐르는 상태였다. 세균감염이라도 되면 아이도 나도 위급해질 수 있었다. 꼼짝없이 침대에 누워 날마다 항생제와 링거액을 맞아야 했다. 손등에 꽂힌 바늘은 우리가 평소 볼 수 있는 그런 정도의 굵기가 아니다. 그 세 배나 되는, 말 그대로 대바늘이었다. 매일매일 맞아야 하는 엉덩이 주사를 수 개월간 맞으니 나중에는 주삿바늘이 들어갈 틈이 없을 만큼 살이 딱딱하게 굳고 멍투성이가 되었다. 절대 안정을 위해 1인실에 입원했기 때문에 병원비는 수천만 원이 들었다. 하루에 한 시간 이상을 자본 적이 없을 정도로 몸도 마음도, 모든 것들이 견디기 힘든 시간이었다. 무엇보다도 마음에 걸리는 건 가족과 주변 사람들이었다. 남편과 첫아이는 졸지에 아내와 엄마와 떨어진 불안정한 일상에 내몰렸다. 한창 성장할 시기인 몸속 아기에게는 무엇보다도 영양섭취가 중요했다. 그런데 병원 식사로는 한계가 있어 누군가의 신세를 져야만 했다. 그때 시누이와 엄마가 정성스럽게 바리바리 음식을 해오던 감사한 기억이 지금까지도 잊히지 않는다.

그래도 둘째 아이 임신을 후회한 적은 단 한 번도 없다. 그것은 입에 올리기조차 싫은 불경한 이야기이다. 바쁘게 살아온 내가 차분하게 자신을 돌아볼 수 있는 시간을 준 아이에게 오히려 감사하다. 고맙게도 병원에서는 늘 클래식을 틀어놓았다. 나는 밝고 경쾌한 모차르트의 아이네 클라이네 나하트 무지크와 서정적인 쇼팽의 녹턴, 신비로운 림스키 코르사코프의 세헤라자데, 조화로운 리듬과 멜로디의 바로크 음악들을 들으며 고통의 날들을 이겨낼 수 있었다. 아이러니하게도 언제 무슨 일이 발생할지 모르는 절체절명의 위기가 오롯이 아기만을 위한 알찬 태교의 시간을 가져다주었다.

가족과 일상, 일과 단절된 병실에서 나는 날마다 아기에게 편안한 호흡으로 책을 읽어주었다. 누워만 있던 내가 아기에게 해줄 수 있는 일은 그것뿐이었다. 그리고 나의 무료함을 달래기 위해 끊임없이 책을 읽었고, 하고 싶던 외국어 공부에도 매진했으며, 상황이 좀 나아졌을 때는 피아노 연습에도 열중했다.

아이가 외국 모델처럼 희고 잘생겼으면 좋겠다는 생각을 했다. 그래서 남자 모델의 사진을 틈틈이 보았다(이 글을 읽는 독자분들 모두가 엄마의 작고 귀여운 욕심으로 너그러이 봐주시기를 바란다). 참, 하필 성별이 남자였던 이유는 알 수 없는 확신 때문이었다. 과학적 근거야 없지만, 오래전부터 사주에 아들이 하나 있다는 이야기를 들었었다. 딱히 아들만을 바란 건 아니지만, 첫아이가 딸이었으니 둘째는 아들인 편이 낫지 않을까 싶었다. 배 속에서의 몸짓이며 느낌도 첫아이 때와는 확연히 달랐다. 성별이 다른 아이인가보다 생각할 만큼 차이가 났다. 아마도 그건 엄마만이 느낄 수 있는 세심한 감이 아니었나 싶다.

그렇게 3개월을 버틴 후 9개월이 지났을 때, 나는 드디어 출산을 했다. 입원 당시 800g밖에 안 되던 아이는 고맙게도 2.6Kg의 건강한 몸무게로 자라 있었다. 그런 게 바로 태교의 힘이 아니었을까. 몸은 힘들었지만, 마음을 편하게 가지려 노력해서인지 아기는 얼굴에 웃음기를 띠고 태어났다. 성인이 된 지금까지도 아이는 늘 웃는 표정이고, 매사 긍정적이며 주변 사람을 배려하는 자상한 성격이다. 배움에 대한 열의 또한 강하고, 언어 감수성도 뛰어나 제 누나 들으라고 사줬던 영어 테이프를 제가 대신 늘어지도록 듣기도 했다. 또한 책을 유난히 좋아하고, 상당히 박식한 편이기도 하다.

그 이후 나는 태교의 전도사가 되었다. 특히 매일매일 들었던 클래식 음악, 건강한 아이를 기다리며 진심을 담아 읽어주었던 책 읽기가 정말로 큰 효과가 있었다고 믿기 때문이다. 물론 당시는 보이스 스타일링 이론을 확립하기 전이다. 하지만 편안한 호흡에 진심이 담긴 말을 얹어 아이와 소통하고자 했던 그때의 간절한 마음은 훗날 보이스 스타일링의 핵심적인 가치가 되어 그 원리와 철학 속에 스며들었다.

이쯤에서 궁금하신 분도 있을 것이다. 아이는 정말 사진 속 모델을 닮았을까? 우연의 일치인지 몰라도 아이는 외국 모델 같은 외모를 지녔다. 물론 공적인 책임이 필요한 지면인 만큼 공공연히 확언해드릴 수는 없다. 하지만 잘생긴 아이를 바라는 엄마라면 한 번쯤 내가 사용한 방법을 해볼 만하지 않을까.

태아는 이미 5~6개월 무렵이면 소리를 모두 들을 수 있다. 또 각각의 소리가 어떻게 다른지 구별할 수도 있다. 엄마의 목소리를 기억하고, 출산 후에도 엄마의 목소리에 대해 즉각적으로 반응할 수 있다. 그런데 태아가 기억하는 건 목소리뿐만 아니다. 엄마가 읽어준 책의 리듬 패턴을 기억한다.

미국 노스캐롤라이나 대학교의 앤서니 드캐스퍼 박사는 흥미로운 연구를 했다. 임신 중인 여성들을 대상으로 닥터 수스가 지은 유명 동화 《And to Think That I Saw It on Mulberry Street》를 반복해서 태아에게 읽어주게 했다. 그런 후 연구팀은 아기가 태어났을 때 그 동화와 다른 동화를 같이 읽어주고, 닥터 수스의 책 내용을 기억하고 있는지 알아보았다. 그리고 같은 책을 읽는 엄마의 목소리와 다른 여성의 목소리를 구별할 수 있는지도 조사했다. 그 결과 아이들은 엄마의 목소리는 물론, 그 동화의 음성 패턴을 정확히 인지하는 것으로 드러났다. 또한 아이들은 엄마의 목소리로 자주 듣던 그 동화를 다른 동화보다 더 선호했다.

펜실베니아 주립대의 릭 길모어 교수에 의하면 태아는 밖에서 들리는 말의 의미까지는 모르지만, 목소리의 리듬과 패턴 파악에는 천재적인 능력을 발휘한다고 했다. 또 다른 실험에 따르면 아기들은 태어난 지 겨우 이틀 만에도 엄마가 들려주던 모국어와 외국어를 구별할 수 있다고 했다. 그리고 이 실험에서 엄마가 아닌 다른 사람이 말을 한다 해도 외국어보다 모국어에 더 끌리는 것으로 나타났다.

여기서 우리는 두 가지 사실을 알 수 있다. 첫 번째는 태교의 과학적 효과이다. 앞에서 다루었던 것처럼 아기는 배 속에서의 경험을 태어나서도 기억한다. 동양에서는 이미 수천 년 전부터 태교를 해왔다. 하지만 그 내용 자체가 주로 인성 교육에 방점을 두었기에 객관적으로 검증되기 힘든 면이 있었다. 그러나 최근 태아기의 경험이 생후의 성향이나 행동 양상에 미치는 영향에 대한 과학적 연구가 활발해지면서 태교의 과학적 타당성도 점차 힘을 얻고 있다.

두 번째는 태교 방식에 있어서 엄마의 목소리가 지니는 강점이다. 태교의 종류는 다양하다. 그중 아기에게 직접적인 영향을 줄 수 있는 것은 엄마의 목소리이다. 엄마의 목소리가 아기의 정서안정과 성장발달에 끼치는 영향에 대해서는 숱한 연구결과가 밝혀졌다. 그런데 앞에서 살펴본 것처럼 태내에서 자주 듣게 되는 아빠의 목소리 역시 유전자적 유사성과 친근감으로 아기에게 엄마 목소리 못지않은 영향력을 미친다. 복벽과 자궁벽, 양수로 둘러싸인 태아에게 잘 전달되는 낮은 주파수의 중저음 목소리라는 장점 역시 있다.

이처럼 가장 효과적인 태교 방식은 목소리이다. 태교는 목소리로 시작하고 목소리로 마무리한다고 해도 과언이 아니다. 그리고 그중에서도 일상적으로 듣는 엄마와 아빠의 목소리야말로 태교에 적합한 요소임을 누구도 부정할 수 없을 것이다. 엄마와 아빠가 서로 사이좋게 대화를 나누고 노래하고, 책을 읽어주는 행복한 말소리는 아기에게 그 어떤 음악보다 아름다운 소리로 다가갈 것이다.

그러나 호흡을 통해 제대로 발성하는 목소리, 그 목소리를 토대로 말에 진심을 담는 제대로 된 말하기가 아니라면 '태교'라는 단어 자체가 무의미하다. 태교란 부모가 마음과 언행을 바르게 단장하여 배 속의 아이에게 긍정적인 영향을 주기 위해 행하는 일이기 때문이다. 말하기호흡을 이용한 보이스 스타일링 방식의 '제대로 말하기'는 그 내용과 지향점에서 태교와 부합하는 필수적인 방식이다.

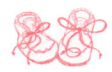

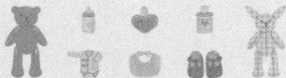

# 호흡이 담긴 목소리는 편안하고 부드럽다

　말하기호흡이 담긴 목소리가 보통의 목소리보다 태교에 더 적합한 이유는 무엇일까. 앞에서 살펴본 것처럼 말하기호흡은 제대로 말하기를 가능하게 한다. 제대로 말을 하는 행위는 올바른 말하기 방식을 통해 진심을 전달하고 상대와 소통하는 것이다. 엄마와 아빠는 말하기호흡으로 자신의 정체성을 찾고, 배 속의 아이에게 진정성 어린 목소리와 말을 들려줄 수 있다. 그리고 목소리만으로도 태아는 엄마 아빠가 어떤 사람인지에 대한 선명한 그림을 그릴 수 있다. 호흡과 일체화한 명확한 발음을 통해 엄마 아빠가 어떤 말을 하는지에 대해 어렴풋이나마 이해할 수 있다. 부모의 올바른 언어 사용이 언어기능이 발달 중인 아이에게 어떤 영향을 줄지

는 충분히 짐작할 수 있다.

또 그러한 측면 외에 또 다른 중요한 이점이 있다. 말하기호흡을 이용해 말을 하면 몸과 마음이 휴식을 취한 것처럼 충분히 이완된다. 호흡이 담긴 편안하고 부드러운 음성은 태아에게 평온한 안도감을 준다. 이런 효과는 말하기호흡이 지향하는 중저음의 음성일 때 더욱 두드러진다.

목소리가 좋기로 소문난 연예인들이 있다. 그중 한석규와 이병헌, 박신양 등이 자주 거론된다. 그런데 이들에게는 공통점이 있다. 바로 중저음의 편안한 음성을 지녔다는 점이다. 미국 올브라이트 대학과 볼티모어 대학 연구진에 따르면 중저음의 목소리는 상대에게 호감을 주며 온화함, 정직성, 장래성 등 긍정적인 이미지를 느끼게 만든다. 또 지적이며 유능해 뵈는 인상을 준다는 다른 연구결과도 있다. 프라임타임의 뉴스앵커들을 떠올려보자. 하나같이 묵직한 중저음의 소유자들이다.

이때 독자의 머릿속을 휙 스치는 생각이 있을 것이다. 자궁벽과 양수에 둘러싸인 환경에서 태아가 보다 잘 들을 수 있는 소리는 아빠가 내는 중저음의 목소리라는 사실이다. 보이스 스타일링의 호흡 이론들이 목소리 태교의 이상적인 방법일 수밖에 없는 이유 중의 하나도 거기 있다. 보이스 스타일링은 중저음의 목소리를 권장한다.

이 말에 실망감을 표할 사람도 있을 것이다. 타고난 목소리를 어떻게 변화시킬 수 있을까, 하는 의문도 들 것이다. 그런데 가능하다! 누구든 자신의 목소리에서 중저음의 소리를 찾을 수 있다. 보이스 스타일링 강의를 들었던 김현진(가명) 씨는 30대 후반의 주부이다. 수강 당시 아이가 초등학생이던 현진 씨는 블로그에 임신 시절부터 아이의 성장 일기를 기록했다. 인터넷에서 찾은 도안으로 아이의 배냇저고리를 직접 만들 정도로 아이에 대한 관심이 지극했고, 태교에도 정성을 기울였다.

그런 현진 씨가 보이스 스타일링 수업을 듣게 된 이유는 개인 유튜브 채널을 개설하고 좀 더 인상적인 목소리로 진행을 하고 싶어서였다. 아이를 키우며 틈틈이 블로그에 신제품 리뷰를 올려온 그녀는 유튜브로 활동 공간을 넓혔다. 그런데 주변 지인들에게 모니터링을 받아보니 목소리가 너무 높아 불안하게 들린다는 반응이었다.

먼저 음성진단을 진행해보았다. 그녀의 목소리는 호흡을 쓰지 않은 채 비강을 울리며 나오는 콧소리에 의존하고 있었다. 그것이

지나치게 하이톤으로 느껴져 듣는 이에게 부담을 주었다. 호흡이 받쳐주지 않으니 말을 한 번에 몰아서 빨리하는 경향도 있었다. 그래도 다행인 것은 그녀의 입술이나 혀 등 조음기관이 활발하게 움직인다는 점이었다. 보통 비음에 의존하는 사람들은 조음기관이 소극적으로 움직인다. 또한 현진 씨는 선천적으로 성량이 풍부한 편이었다. 좋은 목소리를 낼 수 있는 조건을 가지고 있었음에도 높은 소리가 아름답다는 잘못된 고정관념 때문에 자신의 개성을 살리지 못했다. 목소리가 위로만 들떠 있으면 상대에게 신뢰감과 안정감을 주기 어렵다.

현진 씨는 복식호흡의 날숨에 말을 싣는 말하기호흡 수업과 꾸준한 연습으로 콧소리가 없어지며 목소리 톤이 중저음으로 안정되는 좋은 결과를 얻었다. 풍부해진 호흡과 함께 말의 속도 자체도 완화되며 말소리가 한결 여유롭게 들렸다. 이처럼 호흡을 이용한 제대로 된 발성과 발음만으로도 목소리와 말하기에 중심이 잡힌다. 호흡을 사용하지 않음으로써 발생했던 말하기의 문제점도 대부분 해결된다.

현진 씨가 가장 놀라워했던 것은 자신의 중저음을 처음 발견했다는 점이다. 그동안 현진 씨는 자신의 목소리가 중저음과는 관계가 없다고 생각해왔다. 그러나 현진 씨처럼 누구에게나 자신만의 중저음이 있다. 그런데 보통 중저음을 내라고 하면 모두 목소리를 억지로 내리까는 것이라 오해한다. 하지만 이는 목소리 자체의 울림을 없애는 부자연스러운 방법이다. 소리의 높낮이는 본래 성대의 어떤 부위를 사용하는가에 따라 달라진다. 중저음은 성대 전체를 써야 만들어진다. 풍부한 호흡을 이용한다면 누구든 중저음을 낼 수 있다.

중저음이 체화되면 고음을 못 낼까 걱정하는 사람이 있다. 목 근육에 힘을 주고 억지로 만들어내는 중저음이 습관화되면 실제로 고음을 내지 못하기도 한다. 하지만 호흡을 이용한 중저음을 체화하면 성대 전체를 사용하는 것에 능숙해져서 오히려 저음에서 고음에 이르는 다양한 음역대를 갖는 게 가능해진다. 소리 자체도 훨씬 풍성해진다.

중저음을 찾기 위해서는 성대의 울림을 직접 손으로 느끼면서 말을 해보면 된다. 우선 복식호흡의 들숨으로 공기의 양을 충분히 확보한 후 날숨에 말을 싣는다. 말소리가 나올 때 목을 만져보면 울림이 느껴지는 부분이 있을 것이다. 바로 그 부분이 성대이다. 이때 성대의 일부분이 아니라 전체를 울린다는 느낌으로 말을 해보자. 그렇게 나오는 음성이 자신의 중저음이다. 이를 다시 한번 정리하면 다음과 같다.

■ 자기 목소리의 중저음 찾기

❶ 어깨에 힘을 빼고 편안한 자세로 앉거나 서서 복식호흡을 한다.

❷ 이때 목을 앞으로 빼거나 수그리거나 올리지 않도록 주의한다.

❸ 복식호흡의 날숨 순서에서 목에 가볍게 손을 대고 성대 전체를 이용한다는 느낌으로 소리를 내본다.

❹ 성대 전체의 울림이 손끝에 전달되며 소리가 난다면 그것이 바로 자신의 중저음이다.

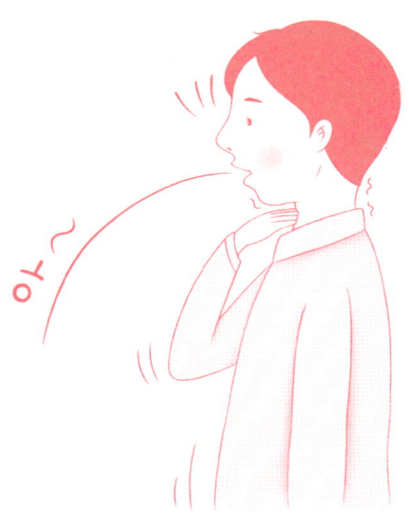

자신의 중저음을 찾았다면 다음의 예문을 소리 내어 읽으며 녹음한다. 평소 목소리와 중저음을 각각 녹음한 후, 두 소리를 비교하면 소리의 차이를 확실히 느낄 수 있다.

중저음으로 말하기

- 사랑은 언제나 너무 빠르게 다가오거나, 너무 느리게 다가온다.
- 보이스 스타일링 교육을 통하여 나는 진정한 나의 목소리를 찾았다.
- 기회는 평등하고, 과정은 공정하며, 결과는 정의로워야 한다.
- 셰익스피어 작품의 가치는 인간의 감정을 드러내는 재능에 있다.
- 그녀는 이별까지도 아름답다고 생각하는 사람이었다.
- 그 소설에는 숨 가쁘게 살아온 우리들의 이야기가 담겨 있다.

'위 예문은 https://cafe.naver.com/voicestyling 에서 바로 들으실 수 있습니다.'

현진 씨가 첫아이를 낳았던 게 십수 년 전 일이니 당시는 보이스 스타일링이 아직 태동하기 전이다. 만약 그녀가 그때 말하기호흡 등을 접할 수 있었다면 얼마나 좋았을까. 진심을 다해 아기에게 다가가고자 하는 그 마음이 보이스 스타일링과 만나 훨씬 더 실질적인 태교를 가능토록 했을 것이다. 차후 그녀가 둘째를 계획하고 있다면 이번에는 태교에 잘 적용하길 기원한다.

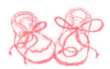

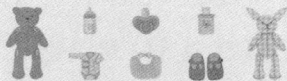

말하기호흡과 동그라미호흡의 차이

　태교는 자연스러워야 한다. 의도적으로 재단하듯 아이를 교육하겠다는 욕심이 있어서는 안 된다. 인간과 인간의 교류는 마음과 마음의 만남일 때만 좋은 쪽으로 변화가 인다. 배 속의 아기에게 전달되는 것은 부모의 마음뿐이다. 마음이 담기지 않은 회화 테이프를 그저 틀어놓는 것은 소음에 지나지 않는다. 매일매일 강요되는 의도적인 교육 앞에서 아기는 지식을 배우는 게 아니라 그러한 행위에 담긴 마음, 즉 부모의 욕심만을 받아들인다. 진정한 마음은 무해하다. 마음을 전하는 것이야말로 부모와 아이를 잇는 가장 자연스러운 교류 수단이다.

보이스 스타일링은 자연스러움을 추구한다. 인위적으로 꾸미지 않은 타고난 그대로의 목소리를 이상으로 여긴다. 저마다 지닌 목소리의 개성을 이끌어내고, 그 정체성을 확립한다. 제대로 말하기를 실행하는 과정도 우리 몸에서 목소리를 내고 그것이 말로 이루어지는 과정 그 자체를 제 순서대로 바로잡아 행하는 개념이다. 원초적인 기본에 충실한 것, 그래서 자연스러움의 극치에 다다르는 것이야말로 목소리와 말이 추구하는 가장 세련된 표현방식이다. 보이스 스타일링은 그런 방식을 통해 진심 어린 마음을 전하려 한다. 태교와 보이스 스타일링은 지향점이 같다.

그런 근본적인 일치점 외에도 태교와 보이스 스타일링은 파고들수록 일치하는 면이 많다. 호흡이라는 시작점에서 아이의 생명이 이어지듯, 보이스 스타일링의 시작점도 말하기호흡이다. 생명의 근원이 호흡이듯 제대로 된 목소리와 말의 근본도 호흡이다. 태아의 호흡은 그 안에 부모의 호흡을 내포한다. 엄마와 아빠의 호흡은 태아가 세상에서 처음으로 만나는 다른 존재의 호흡이다. 태아에게는 부모의 호흡이 자신이 일부이면서 동시에 타 존재의 호흡이다.

보이스 스타일링의 말하기호흡 역시 말의 상대가 없다면 존재 의의가 없다. 목소리를 내고 말을 한다는 것 자체가 타인과 커뮤니케이션을 하겠다는 의도가 담긴 행위이기 때문이다. 엄마의 몸과 떨어져 따로 존재하는 태아가 불가능하듯, 말하기호흡 역시 현실 속에서 구현하기 위해서는 말을 나누는 상대를 전제한다.

그러나 이것만이 다가 아니다. 상대에게 내 말을 일방적으로 전달만 한다면 불완전한 말하기가 될 것이다. 제대로 말하기란 나와 상대 사이의 진정한 소통을 일컫는다. 내가 말을 하면 상대가 듣고, 상대가 답을 하면 이쪽에서도 성의를 기울여 들어주는 식으로 말이 오가야 한다. 이 같은 방식의 대화가 이어지면서 둘 사이의 대화는 동그랗게 순환하듯 이루어진다. 복식호흡의 날숨에 실려 상대에게 전해진 내 말은 상대의 느낌으로 흡수되며, 다시 상대의 호흡에 실린 말이 되어 내게로 전달된다. 결국 나에게서 나간 호흡이 동그라미를 그리며 다시 내게로 돌아오는 것이다. 그러므로 상대를 거쳐 내게로 되돌아오는 순환의 과정까지 고려해야 한다.

이처럼 말을 나누는 상대에 대한 존중과 배려, 이해가 담긴 말하기 방식 혹은 호흡법을 우리는 동그라미호흡이라 한다. 동그라미호흡은 말하기호흡에 상대 개념이 더해진 것이다. 이를 수학적 공식으로 표현하면 다음과 같다.

> 말하기호흡 + 상대방(존중과 배려, 이해) = 동그라미호흡

말하기호흡은 말이 이루어지는 방식을 설명한 절대 개념이다. 그러나 현실적으로 말을 할 때 상대가 없는 말은 불가능하다. 엄밀히 말하면 독백이란 것도 내면에 있는 또 다른 상대인 '나'에게 들려주는 말이다. 그러므로 실제 대화 상황에서 우리가 말을 할 때 쓰는 호흡은 동그라미호흡이다.

말하기호흡이 보이스 스타일링의 출발점이라면, 동그라미호흡은 보이스 스타일링의 핵심이다. 말하기호흡을 통해 우리는 나만의 개성과 정체성을 확립할 수 있다. '나'라는 존재에 대한 자각과 정립이 선행되었을 때, 비로소 말에 진정성을 담을 수 있다. 동그라미호흡은 대화의 상대를 나와 똑같은 하나의 인격체임을 인정하고 존중해주는 것이다. 동그라미호흡에 실린 내 말이 상대를 품고 내게로 다시 돌아오는 동안, 내게는 상대에 대한 배려와 이해, 관용이 싹튼다. 앞에서도 짚어보았듯 말의 본질에 충실한 말하기, 즉 제대로 말하기에는 말하는 이의 생각과 느낌을 표현하여 상대의 공감을 얻는다는 의미가 있다. 그런 의미에서 동그라미호흡은 제대로 말하기를 위한 본질이 담긴 방식이다.

동그라미호흡은 쉽고 간단하다. 말하기호흡을 실행하면서 상대를 감싸 안는 가상의 동그라미를 그려보면 된다. 동그라미호흡이 충분히 몸에 익을 때까지는 손동작을 이용하여 직접 동그라미를 그리는 것이 좋다. 먼저 복식호흡의 날숨 단계에서 손바닥을 아래로 하여 입술 앞에 댄다. 내쉬는 숨을 따라 바깥쪽을 향해 동그라미를 그리다가, 자신의 배꼽까지 내려가면 다시 들숨과 함께 자신의 코 부근을 향해 올라온다. 동그라미를 그리는 손동작은 날숨과 들숨을 의식하며 상대를 감싸고 돌아오는 호흡의 궤적을 눈으로 확인할 수 있다는 장점이 있다. 이 동작을 몇 차례 반복하다가 익숙해졌을 때 날숨에 말을 얹으면 된다.

동그라미호흡을 제대로 실행하기 위해서는 무엇보다도 바른 자세가 중요하다. 허리를 곧게 편 상태에서 어깨에는 힘을 빼야 한다. 고개는 들거나 숙이지 말고 정면을 바라본다. 다음의 순서를 보며 직접 실행해보자.

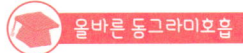 **올바른 동그라미호흡**

■ 손동작 연습하기

❶ 복식호흡의 날숨 단계에 손바닥을 밑으로 하여 입술 앞에 가져다 댄다.

❷ '스-'하고 숨을 조금씩 내뱉기 시작한다.

❸ ❷의 호흡 속도에 맞춰 바깥을 향해 동그라미를 그린다.

❹ 손이 배꼽 주변까지 다가가면 다시 들숨과 함께 손바닥을 안쪽으로 향한다.

❺ 그대로 코 주변까지 숨을 따라 올라오며 동그라미를 완성한다.

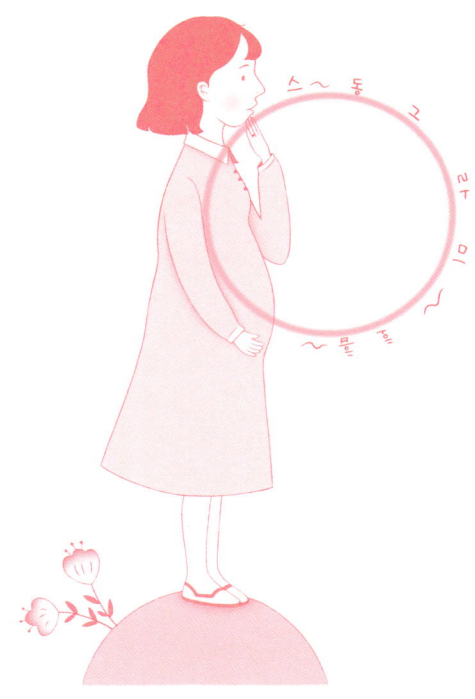

■ 동그라미호흡으로 말하기

❶ 복식호흡의 날숨 단계에 손바닥을 밑으로 하여 입술 앞에 가져다 댄다.

❷ '스-'하고 숨을 조금씩 내뱉으며 손동작으로 동그라미를 그리기 시작한다.

❸ 날숨을 지속하며 동그라미 위에 말을 얹는다.

❹ 들숨과 함께 동그라미가 완성되면 ①부터 다시 반복하며 다음 말을 이어 간다.

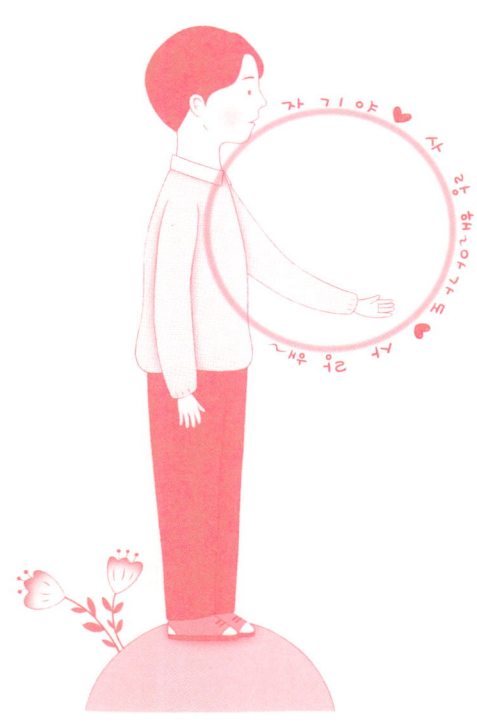

앞에서 배운 말하기호흡 연습이 충분히 이루어졌다면 날숨에 가상의 동그라미를 그리며 말을 싣는 게 훨씬 수월하다. 하지만 아직 몸에 익지 않았다면 손동작과 말하기호흡을 병행하기가 쉽지 않을 수 있다. 손동작과 '스-'하고 숨을 내뿜는 연습만을 여러 차례 반복하면 어느새 말을 실을 수 있는 여유가 생긴다.

동그라미호흡에 익숙해졌다면 짧은 예문으로 낭독을 해보자. 한 호흡에 말을 하면 들숨 때는 잠시 말을 쉬게 된다. 일상 속에서도 되도록 한 호흡으로 의미군을 나누거나 마침표가 나올 때까지 말하거나 문장을 읽어야 한다. 동그라미호흡으로 말을 하다보면 점차 호흡량이 늘어 한 번의 호흡으로 읽을 수 있는 음절 수도 늘게 된다.

아래 문장을 함께 읽어보자. 문장의 빗금(/) 표시는 의미군을 나타낸다.

아기가 태어나는 순간/ 어머니도 태어난다.

우선 복식호흡의 날숨에 가상의 동그라미를 그리며 '아기가 태어나는 순간'이라는 아홉 음절을 싣는다. 그다음 빗금(/) 표시에서 잠시 멈추어 짧게 숨을 들이마시고 다음 날숨에서 다시 '어머니도 태어난다.'를 읽는다. 그런 식으로 빗금 순서에 들숨을 쉬고 다시 날숨 순서에 말을 실으면 된다. 이 문장을 여러 번 연습한 후에는 다음 예문에도 도전한다.

 동그라미호흡으로 말하기

'아, 자궁 안의 느낌이 이런 게 아닐까/ 무의식의 맨 밑바닥에 자리한/ 세상에서 가장 안전하고 평온한 곳/ 엄마의 자궁 속이 이렇지 않았을까/ 엄마의 자궁 안에 있으면/ 이렇게 편안한 거구나./ 동그라미호흡을 하고 있는 이 순간은/ 엄마의 자궁 속으로 돌아가는 것이구나.'

― 김나연, 선호제 《프로 유튜버에 딱 맞는 목소리 만들기》 중에서 ―

남에게 천만금을 준다 해도/ 그것이 이해타산에서 나오는 것이라면/ 상대방에게 아무런 감동도 주지 못하지만/ 한 그릇 밥이라도 거기에 진정이 담겨 있다면/ 경우에 따라서는/일생토록 그 감격을 못 잊게 만들 것인데/ 한고조 유방을 도와 패업을 이루게 한 유명한 장수 한신은/ 곤궁했을 때/ 빨래하는 여인에게서/ 따뜻한 인정이 담긴 한 그릇 밥을 얻어먹은 적이 있었는데/ 그 사건을/ 그는 일생을 두고 잊지 못했다고 한다.

― 홍자성 《채근담》 중에서 ―

생각이 다를 때 생각이 서로 부딪칠 때/바로 그때가 틈이 생기기 쉬운 순간입니다./ 그때는 얼른 한발 물러서서/ 다시 생각하는 것이 좋습니다./ 동조도 저항도 아닌 상대의 다른 생각을/ 있는 그대로 이해하면 됩니다./ 다른 생각이 틀린 생각은 아닙니다./ 생각의 그물에 걸릴 때마다 한발 물러서면/ 부딪힐 일이 없습니다./ 가장 하기 힘든 일은/ 아무것도 안 하는 것입니다.

― 가이 판리 《내려놓고 생각하라》 중에서 ―

우리는 필요에 의해서 물건을 갖게 되지만/ 때로는 그 물건 때문에 적잖이 마음이 쓰이게 된다./ 그러니까 무엇인가를 갖는다는 것은/ 다른 한편 무엇인가에 얽매인다는 것이다./ 필요에 따라 가졌던 것이/ 도리어 우리를 부자유하게 얽어맨다고 할 때/ 주객이 전도되어 우리는 가짐을 당하게 된다는 말이다./ 그러므로 많이 갖고 있다는 것은 흔히 자랑거리로 되어 있지만/ 그만큼 많이 얽히어 있다는 측면도/ 동시에 지니고 있는 것이다.

― 법정 스님 〈무소유〉 중에서 ―

4년 반 동안의 짧은 인연이었지만/ 죽은 우리 바둑이에 대한 생각은/ 어느 한 사람에게 서린 추억 못지않게/ 내 마음속에 지금도 따스하게 살아 있다./ 지금 기르고 있는 우리 집 착한 바둑이의 얼굴을/ 가끔 유심히 들여다보고 앉아 있노라면/ 죽은 바둑이의 환생인 양 싶어질 때도 있고,/ 그러노라면 개의 눈동자가/ 무슨 간절한 호소를 하는 듯 느껴질 때도 있다./ 사람들의 욕 중에/ 개 같은 놈이니 개만도 못한 놈이니 하고/ 개 욕을 도매금으로 해 넘기는 경우가 많지만/ 개는 그렇게 부도덕한 짐승이 아닌 것만 같다.

― 최순우 〈바둑이와 나〉 중에서 ―

 '위 예문은 https://cafe.naver.com/voicestyling 에서 바로 들으실 수 있습니다.'

4 동그라미호흡은 부모와 아기 모두를 감싸준다

　동그라미호흡은 제대로 말하기를 위한 현장에서의 필요와 체험에 의해 만들어지고 음성학적 이론의 토대 위에 정립된 말하기 방식이다. 나에게서 나갔다가 다시 돌아오는 호흡의 순환에 대한 김나연 성우의 체험적 깨달음이 담겨 있기도 하다. 그리고 그에 공감한 후배 선호제에 의해 더욱 세부적인 이론을 확충할 수 있었고, 임상적인 결과들을 축적하며 그 훈련 방식의 커리큘럼을 확립했다. 훈련을 거듭할수록 저자들은 이 방식이 지닌 심오한 면면에 대해 놀라고 있다. 미처 예측하지 못한 효과까지 얻고 있기 때문이다.

　그중 가장 극명한 것은 마음 수련 효과이다. 동그라미호흡으로 말을 할수록 마음의 평정과 함께 일상과 삶에 대한 소소한 깨달음을 얻는다. 또 스스로 무한히 성장해가고 있다는 생각을 갖게 된다. 비단 저자 두 사람뿐 아니라 수강자들, 주변 사람들 역시 동그라미호흡이 주는 마음 수련의 기능에 공감하고 감탄한다. 제대로 말하기를 실천하는 것만으로 심신이 정화되는 경험을 한다. 상대를 포용하는 말하기를 통해 나 자신만을 고집하는 닫힌 생각에서 벗어나게 된다. 선입견이나 고정관념 없는 열린 관점으로 상대의 존재를 긍정하고 이해하는 사랑과 관용이 가능해진다. 사실 상대를 내 생각대로가 아닌, 있는 그대로 봐주는 것이야말로 인간에 대한 진정한 이해의 첫걸음일 것이다.

마음 수련의 기능에 궁금증이 생긴 우리는 그 효과를 두고 여러 가지 이론적 분석을 시도하였다. 그 결과 동그라미호흡의 실체를 과학적으로 규명할 수 있었다. 동그라미호흡은 복식호흡을 기반으로 한 명상의 과학적 효과에 음성이론과 임상 경험을 접목한 말하기호흡법이다. 그러한 정체성으로 인해 동그라미호흡은 두 가지 특성을 갖는다. 첫 번째는 제대로 말하기를 위한 실천 방식이다. 두 번째는 제대로 말하기를 통해 자아를 성찰하고 다스리는 명상 수행의 한 방법이다. 호흡명상, 걷기명상, 오감명상 등 명상을 실행하는 여러 가지 방법이 있듯, 동그라미호흡은 호흡명상이며 동시에 말하기명상이라고 할 수 있다.

호흡에 실린 목소리는 몸과 마음의 상태를 고스란히 반영한다. 그러므로 호흡을 조절하고 강화하는 훈련은 목소리를 개선할 뿐 아니라 몸과 마음을 건강한 방향으로 변화시킨다. 동그라미호흡의 수련은 호흡 조절을 통한 올바른 목소리와 말로 심신의 균형을 맞춰준다. 또한 상대에 투영되어 돌아오는 내 호흡의 모습에서 자신의 몸과 마음을 관조하고 성찰할 수 있게 도와준다. 동그라미호흡은 그 추구하는 가치와 효용성에 있어 집중명상, 위파사나명상, 자비명상 등과 일맥상통하는 면이 있다.

집중명상

집중명상은 사마타명상을 일컫는 말이다. 고대 인도의 언어인 빨리어語에서 사마타Samatha란 '평정의 상태를 지킨다.', 혹은 '고요한 상태에 머문다.'는 의미를 지니고 있다. 호흡이나 몸의 감각 같은 특정한 대상에 주의를 집중시켜 마음의 평정을 얻을 수 있는 명상법이다.

위파사나명상

위파사나Vipassanā는 '있는 그대로 지켜본다.'라는 의미이다. 이는 대상에 집중하는 방식이 아니라 대상을 살펴보는 통찰명상이다. 서구에서는 심리학 용어인 마음챙김Mindfulness으로 알려져 있다. 위파사나, 즉 마음챙김의 핵심 개념은 현재의 순간을 있는 그대로 관찰하여 받아들이고 알아차리는 것이다.

자비명상

자비명상은 자애와 연민을 바탕으로 타인에 대한 사랑과 이해, 관용과 자비를 추구하는 명상법이다. 집중명상이나 위파사나명상과 달리 사회적 관계에 좀 더 초점이 맞춰져 있다. 자비명상의 목적은 한 개인의 수행을 넘어서서 그 개인과 관계를 맺고 살아가는 주변 사람들, 더 나아가 사회 공동체와의 소통과 공존에 있다.

동그라미호흡을 훈련하면 집중명상처럼 마음의 평정을 얻을 수 있다. 동그라미호흡을 이용한 낭독 과정에서 사람들 대부분은 마음속 잡념이 사라지며 평온해지는 경험을 하게 된다. 또한 자신이 겪고 있는 현재의 경험을 온전히 수용하고 주의를 기울여 그 본질을 알아채는 위파사나명상처럼 동그라미호흡은 말을 하는 현재 이 순간, 상대에게 무엇을 말하고 있는지 집중하고 참여하며 자신과 상대의 상호작용을 그대로 인정하고 깨닫는 행위이다. 특히 자비명상의 경우는 바로 다음 장에서 언급할 포물선대화의 지향점과 많은 부분 일치한다.

이처럼 동그라미호흡은 각종 명상 수련의 효과를 준다. 명상은 고대로부터 이어져 내려온 역사 깊은 수련법이다. 수많은 성인과 정신적 스승인 구루Guru들이 그로부터 깨달음을 얻었다. 하지만 마음의 작용을 객관적으로 증명하기가 쉽지 않듯 신비주의적인 인상으로 가려져 있던 감이 있던 것도 사실이다. 그러나 다행히 최근 뇌과학의 발전과 함께 명상이 주는 과학적 효과에 대한 활발한 연구가 이루어지고 있다.

명상은 스트레스를 없애주고 면역력을 높여준다. 또 기억력과 집중력, 창의력 등 두뇌의 여러 기능을 활발하게 만든다. 전작 〈프로 유튜버에 딱 맞는 목소리 만들기〉에서도 다루었지만, 집중명상,

위파사나명상, 자비명상은 각각의 명상이 갖는 수행 특성과 관련된 뇌 부위를 활성화하여 뇌의 구조를 바꾸기도 했다. 독일의 타니아 싱어 교수가 수행한 연구결과에 따르면 집중명상은 뇌의 집중력과 감정을 조절하는 부위를 발달시켰다고 한다. 마음챙김을 통한 위파사나명상은 관찰하고 알아채는 인지기능과 관련된 부위를 활성화했다. 자비명상을 수련한 사람들은 자신과 타인에 대한 애정과 신뢰를 주관하는 부위와 감정을 제어하는 부위가 발달하게 되었다.

한국심리학회지에 실린 〈자비명상과 마음챙김명상의 효과 비교〉라는 국내 논문에 따르면 마음챙김명상은 자기 연민을 향상하고, 자비명상은 타인에 대한 이타심을 높여주었다.

그렇다면 명상은 임신부에게 어떤 영향을 줄 수 있을까. 생리주기를 중심으로 여성의 체내에서는 에스트로겐과 프로게스테론 분비가 교차한다. 그래서 대다수의 여성들이 매달 극심한 감정의 변화를 경험한다. 임신은 생리보다 한층 더 복합적인 경험이다. 체내 호르몬 분비의 변화는 물론이고 몸속 조직과 기관, 외모, 생활환경 등 체내와 일상생활에 급격한 변동이 수반된다. 아기를 평생 보살피고, 엄마로서 무한한 애정을 주어야 한다는 책임감과 부담감도 크다. 그런 상황에서 집안일이나 직장일, 인간관계 등의 갈등이 더해진다면 감당하기 힘들 정도의 스트레스와 불안감이 조성될 것이다.

취리히 대학 연구진에 따르면 임신한 엄마가 스트레스에 장기적으로 노출되면 양수에도 스트레스 호르몬 수치가 증가한다고 한다. 그렇게 되면 태아에게 정신적, 육체적 질병을 유발하거나 성장에 부정적인 영향을 줄 수 있다. 또 다른 연구에서는 스트레스가 조산과 난산을 유발하고, 신생아의 체중에 영향을 준다고 밝혔다. 스트레스로 인해 임신부의 부정적인 시각이 형성되면 태아와 신생아 시기뿐 아니라 아이의 정서와 사회성 발달은 물론 두뇌 발달을 저해한다는 연구도 있다.

임신과 출산으로 인한 정신적, 신체적 스트레스는 산후우울감을 부른다. 출산 후 일주일 내에 산모의 약 80퍼센트 정도가 겪는다는 산후우울감을 적절히 해소하지 못한다면 정신적 질환인 산후우울증으로 발전할 수 있다. 물론 사람은 늘 다양한 스트레스 요인과 마주 대하며 살아갈 수밖에 없는 존재이다. 스트레스를 받을 만한 상황을 피하는 게 최선이지만, 만약 그럴 수 없다면 스트레스를 다스릴 수 있는 방법을 찾는 것도 좋은 해결책일 것이다.

명상은 임신부의 스트레스를 제어하고 마음의 평정을 찾아 태아에게 안정된 환경을 마련하는 효과적인 방법으로 알려졌다. 각종 연구에 의하면 임신 중 명상을 꾸준히 행한 임신부는 마음과 몸에 긍정적 변화가 일어난다. 심리적인 스트레스는 물론, 불안과 우울증이 사라진다. 삶에 대한 만족감과 행복지수도 높아진다. 신체적으로는 면역기능이 강화되고, 내분비기능과 대사기능이 원활해진다.

캘리포니아 퍼시픽메디컬센터에서는 임신부를 위한 8주간의 명상 프로그램을 개발하였다. 그 결과 임신 후반기에 명상 훈련을 받은 임신부들은 그러지 못한 비교 집단에 반해 불안감과 우울감, 분노나 두려움 등의 부정적인 정서가 현저히 감소했다. 보통 임신기와 출산 직후 여성들은 스트레스와 불안감, 우울증에 시달리는 경우가 많다. 하지만 몸 안의 태아나 신생아에 미칠 부정적 영향에 대한 우려로 약물치료를 받기 어렵다. 그리하여 연구진은 명상이 그런 어려움을 해결할 수 있는 유익한 방법이라고 권한다.

이처럼 명상은 임신한 여성에게 여러 가지 긍정적인 영향을 준다. 그런데 그 명상의 효과가 엄마 아빠는 물론, 아이까지 함께할 수 있다면 더 말할 나위 없이 좋을 것이다. 동그라미호흡으로 말을 하면 자기 자신을 돌아볼 수 있는 통찰과 관조의 눈이 생긴다. 스트레스로 예민해진 감정, 화가 깃든 몸과 마음의 상태를 있는 그대로 바라보고 자각함으로써 스스로를 다스릴 수 있게 한다. 동그라미호흡을 몸에 익힌 엄마와 아빠는 그 안에 담긴 명상적 효과로 인해 마음의 안정을 얻게 된다. 그렇게 평안해진 마음이 담긴 말 걸기는 배 속의 아기에게 따뜻한 사랑과 호의로 전해질 것이다. 또 엄마 아빠의 날숨을 통해 전해진 호흡이 아기를 감싸고 돌아오는 순환의 과정을 통해 아기 역시 서로를 존중하고 배려하는 자세를 체감할 수 있다.

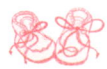

엄마 아빠의 목소리는 아기에게 다가가는 첫인상이다

일본의 산부인과 의사 이케가와 아키라는 태내 기억을 다룬 저서로 베스트셀러 작가가 되었다. 그의 조사에 따르면 꽤 많은 수의 아기가 엄마의 배 속에 있을 때를 기억하고 있었다. 아기들이 전한 바에 의하면 배 속은 어둡고 따뜻하고 편안하다고 한다. 한 아이는 배 속에서 경험한 아주 구체적인 사건들을 엄마에게 이야기했는데, 실제로 그 내용이 엄마가 임신 당시에 겪었던 일과 일치하기도 했다.

태내 기억에 관한 그의 연구는 과학적 타당성이 없다는 비판을 받기도 했다. 하지만 앞장에서 다루었던 것처럼 아기들은 태아 시절에 경험한 맛이나 소리 등을 태어나서도 기억하고 더 선호한다는 연구결과들이 있다. 과학적으로 증명된 그러한 사실들을 적용하면 아기가 태아 시절을 기억한다는 것이 허무맹랑한 이야기만은 아닐 수 있다. 태내 기억은 어떤 식으로든 아이의 무의식 속에 잠재하였을 가능성이 있다.

태아는 엄마 아빠의 목소리를 들으며 어떤 생각을 할까. 임신 중기에 태동을 처음 느낀 엄마들은 이후 아이의 움직임에서 감정 상태를 짐작하게 된다. 가령 물건이 떨어지거나 날카로운 굉음이 들리면 태아가 깜짝 놀라며 움츠러든다고 대부분의 여성들이 말한다. 배 속의 아기에게 바깥세상은 언제 무슨 일이 일어날지 알 수 없는 두려움의 세계이기 때문이다.

세상엔 따뜻하고 긍정적인 일들이 훨씬 많다고 아기에게 알려주는 건 엄마 아빠의 역할이다. 아기는 부모가 들려주는 다정한 음성에서 '가족'이란 형태의 의미를 어렴풋이 느낄 것이다. '날 이렇게 따뜻하게 감싸주는 목소리의 두 사람이 있구나. 그리고 그 사람들은 나를 그들의 일원이라 여기고 있구나. 따뜻하고 편안한 이 공간을 벗어나 밖으로 나간다 해도 이 사람들이 나를 지켜주겠구나.' 아기는 그런 안도감을 느낄 것이다.

엄마와 아빠의 목소리는 배 속의 아이가 만나는 부모의 첫인상이다. 또 아기가 마주치는 세상의 첫 이미지이기도 하다. 그러므로 그 목소리가 확실한 정체성을 지닌 선명한 음색이라면 아이는 자신의 부모가 어떠한 사람인지 보다 확실히 이해할 수 있다. 그 음성 속에 편안하고 부드러운 느낌이 담겼다면 자신을 향한 엄마 아빠의 호의를 느낄 것이다. 그리고 무엇보다도 중요한 것은 동그라미호흡을 통해 아기에게 전해지는 부모의 존중과 배려이다.

어른도 날마다 성장하듯, 아이도 성장한다. 자라나는 아이의 인격을 미완으로 여겨서는 안 된다. 자신의 인격이 존중받고 배려될 때 인간은 그 존재감이 한층 빛난다. 아이가 평생 지녀야 할 자신감과 자존감의 근원이 부모의 목소리와 말 한마디에 담긴 존중과 배려 속에 자리하는 것이다.

사랑받고 자란 아이는 타인을 사랑하는 법을 알게 된다. 배려를 느끼며 자란 아이 역시 타인을 진정으로 배려할 줄 안다. 부모가 아이에게 동그라미호흡을 담아 말을 걸어준다면 아이 역시 부모를 이해하고 배려하는 따뜻한 심성을 갖게 될 것이다. 그리고 더 나아가 가족뿐만이 아닌 낯선 타인까지 존중하고 배려하는 법을 배울 것이다. 배려할 줄 아는 아이는 타인과 원만한 인간관계를 맺을 수 있다. 다른 사람과 잘 지낼 수 있다는 것은 삶의 가장 큰 장점이

요, 덕목이다. 자식에게 재산을 물려주기보다는 어디서든 잘 살아 갈 수 있는 능력을 길러주라는 옛이야기가 있다. 어쩌면 동그라미 호흡을 통한 배려심 교육은 아이 평생의 가장 큰 재산이 되어줄 것 이다.

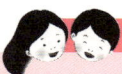

"동그라미호흡-아이에게 치명적인 엄마의 스트레스를 잡아라."

극심한 호르몬 변화로 인해 임신 중에는 감정의 기복이 심해진다. 똑같은 상황이라 해도 임신 중인 엄마의 심경을 거스르는 경우가 많다. 하지만 스트레스는 엄마는 물론, 태아의 성장과 발달에도 악영향을 끼친다. 그렇다고 무조건 꾹꾹 참는 것만이 능사는 아니다. 이런 행동은 오히려 스트레스를 가중할 수 있다. 감정이 격앙된 상태에서는 바로 정적인 명상에 들어가기 쉽지 않다. 그럴 땐 감정을 어느 정도 외부로 발산하며 차츰 정적인 분위기로 수렴할 수 있는 걷기명상이나 말하기명상, 즉 동그라미호흡을 통한 낭독을 해보자.

우선 동그라미호흡으로 격렬하게 날뛰는 감정에 살짝 브레이크를 건다. 후 눈에 띄는 주변의 문구들에 주의를 기울여 읽어본다. 신문기사, 광고전단, 서가에 꽂힌 책 제목 등등, 그 무엇이든 좋다. 그러다가 마음이 좀 안정되면 좀 더 긴 문장을 낭독한다. 이러한 경우를 대비해 평소 낭독하고 싶은 책을 가까운 곳에 준비하는 방법도 좋다. 서서히 동그라미호흡으로 낭독을 하다보면 성난 감정이 차츰차츰 가라앉는 것을 실감할 것이다. 저자인 우리 역시 낭독을 통해 늘 몸과 마음의 균형을 잡곤 한다.

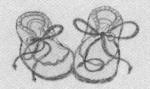

Part 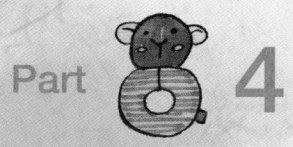 4

태교의 모든 것, 사랑

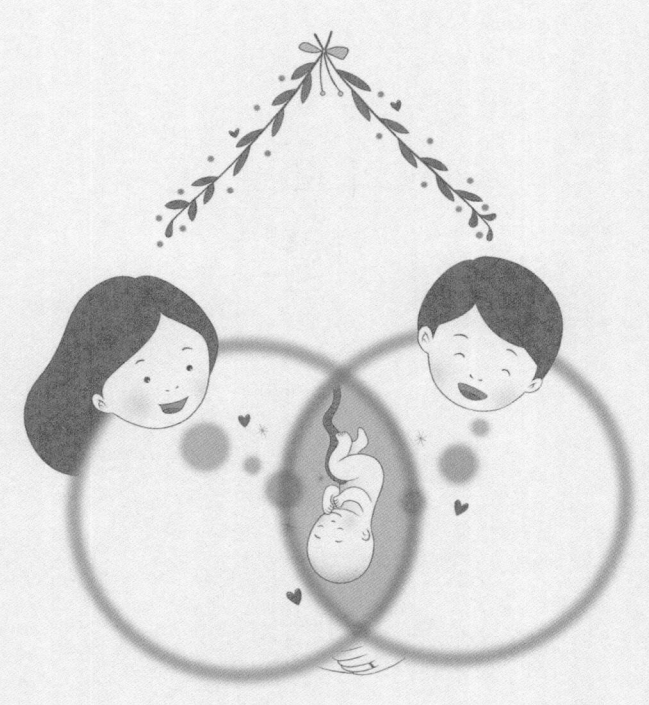

아이는 목소리로 희로애락을 느낀다

같은 눈높이에서 태아를 좀 더 잘 이해하고 싶다면 눈을 감고 침묵해보자. 무슨 소리가 들려올까. 시계 초침, 냉장고 소음, 바깥에서 들려오는 자동차 경적 소리 등, 평소 자각하지 못한 온갖 주변의 소리를 들을 수 있다. 듣는 것에 집중하고 싶을 때 우리는 눈을 감곤 한다. 다른 감각을 차단하면 청각이 또렷하게 부각되기 때문이다.

물론 태아에게 들리는 소리는 눈을 감았을 때 우리에게 들리는 것과는 다르다. 태아는 양수 속에 있고, 자궁벽에 의해 바깥세상의 소음이 어느 정도는 차단되기 때문이다. 또한 태아의 귀에는 엄마의 심장 박동 소리, 숨소리, 그밖에 백색소음들이 들려온다. 아기에게 전달되는 바깥의 소리는 두꺼운 자궁벽과 수중의 먹먹함, 모체 내의 끊임없는 소음을 뚫고 들어와야 한다. 그러므로 둔탁한 느낌일 수밖에 없다. 혹자는 태아에게 들리는 목소리는 마치 손으로 입을 막고 말하는 소리와 비슷하다고 했다.

하지만 밖으로 열린 감각이 청각뿐이고, 그것이 거의 유일한 소통의 도구라면 그 감각은 본능적으로 첨예해질 것이다. 희미하게 들리는 음악의 멜로디에도 진동과 리듬만은 알아챌 수 있듯 목소리에 담긴 일정 요소는 어떤 형태로든 아기에게 전달된다. 그리고 엄마 아빠가 전하고 싶은 이야기를 모두 다 이해하지는 못하더라도 그 안에 담긴 감정만은 태아는 느낄 수 있다.

심리학에서는 태아의 감정을 오랫동안 인정하지 않았다. 배 속의 아기는 아직 미완성의 존재이고, 감정은 생후 일정 기간이 지나서야 형성된다고 믿었다. 그러나 태아도 감정을 느낀다는 과학적 사실이 이후 속속 밝혀지고 있다. 숱한 실험과 연구결과들은 태아가 생각하고 판단하며 기억할 뿐 아니라 희로애락을 느끼는 감정이 있다는 것을 증명한다.

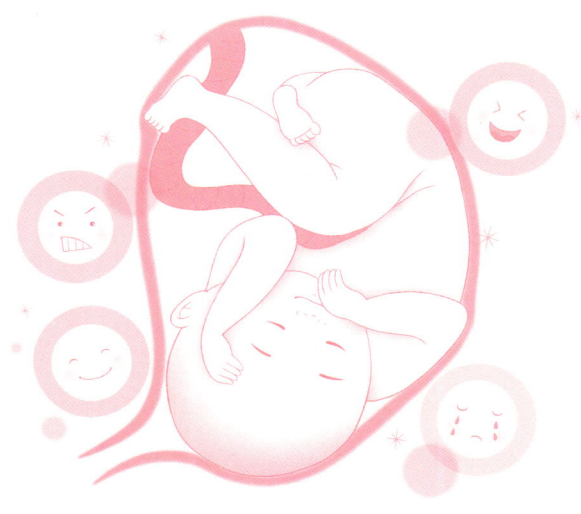

 엄마의 감정은 아기에게 직접적인 영향을 준다. 엄마가 느끼는 감정에 관련된 호르몬들이 태반을 통해 유입되기 때문이다. 그래서 엄마가 우울할 때는 아기 역시 우울하다. 엄마가 슬프면 아기도 슬픔에 빠지게 된다. 이에 대해 일본의 의학자들이 재미있는 실험을 했다. 엄마에게 즐거운 영화와 슬픈 영화를 차례로 보여주는 동시에 배 속 태아의 움직임을 초음파로 관찰하였다. 먼저 즐거운 영화를 본 엄마가 웃자 아기 역시 팔을 활발하게 움직였다. 반대로 슬픈 영화를 보며 엄마가 눈물을 흘리자 팔의 움직임이 확연히 줄어들거나 아예 움직이지 않게 되었다. 엄마의 감정은 이처럼 아이와 직접 연결되었다.

결국 태아는 이유를 알 수 없이 우울하거나 슬프거나 기쁜 감정을 느낄 것이다. 이는 스스로 느낀 감정이라기보다 호르몬 분비에 의한 생리적, 혹은 수동적인 감정이라고 볼 수 있다. 엄마가 왜 슬프고 기쁜지에 대해 말해주지 않는 한 아이는 다소 뜬금없이 엄마와 동일한 느낌을 지닐 수밖에 없다.

하지만 엄마나 아빠의 목소리, 혹은 어떤 청각적 자극이 전해지는 경우는 그것과 차이가 있다. 바깥의 소리를 통해 아기가 느끼는 것은 감각의 주체로서 갖게 되는 자발적인 감정이다. 그것은 태반을 통해 느껴지는 생리적인 감정보다 한층 더 복잡하고 사회적인 성격의 감정이라고 할 수 있다. 그런 경험을 통해 아기는 세상의 자극에 대해 표정으로, 뇌와 세포조직, 기관으로 반응하는 법을 배우게 된다.

그러한 감정을 보다 잘 느낄 수 있는 대상은 낯선 외부의 소리보다 엄마와 아빠의 음성일 가능성이 크다. 보통 말이 아무리 어눌한 사람이라 해도 주변 사람들은 그의 말을 대체로 잘 알아듣기 마련이다. 그가 구사하는 모호한 발음이 무엇을 의미하는지 이미 경험으로 알고 있기 때문이다. 자궁 안이라는 환경적 요인으로 인해 아이 역시 처음엔 엄마와 아빠의 음성을 못 알아들을 수 있다. 그렇지만 한두 번 들을 때는 잘 이해가 가지 않는 말이라도 오래 들어 익숙해지면 그 의미를 어느 정도는 알아차리게 된다.

　상대의 감정을 알아내기 위해 사람들은 먼저 상대의 안색을 살핀다. 말에 앞서 표정에서 감정을 읽는 것이다. 그러나 직접 눈으로 확인할 수 없는 태아들은 목소리를 통해 엄마와 아빠의 기색을 감지한다. 날마다 들려오는 엄마와 아빠의 목소리를 들으며 그 안에 담긴 세밀한 변화를 느낀다. 그리고 그 변화 속에서 엄마 아빠의 감정을 잡아낸다. 부모의 목소리는 태아가 '희로애락'이라는 감정의 윤곽을 학습하는 가장 중요한 경로이다.

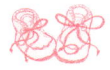

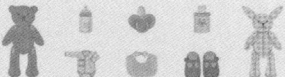

사랑은 작은 대화에서 시작된다

한번은 당신이
'나를 사랑하느냐'고 물은 적이 있습니다.
나는 답하지 않았습니다.
말해버리고 나면
내가 이다음에 당신을 너무도 사랑하게 될 때
당신에게 넌지시 건넬 말이
없어지기 때문입니다.

 이준호 시인의 시, 〈말하지 못한 사랑〉의 첫 구절이다. 사랑이 지극하면 말을 아끼게 된다. 말하는 순간 말로 다 할 수 없는 속 깊은 사랑이 그 한마디로 한정되는 게 두렵기 때문이다. 아끼고 아껴야 할 소중한 단어이니 사랑이 더욱 깊어지는 순간 써야 하지 않을까 싶은 안타까움도 드러난다. 사랑은 확실히 그런 면이 있다. '사랑'이란 표현을 함부로 써서 그 아름답고 미세한 떨림을 손상하고 싶지 않은 마음에 우리는 충분히 공감한다.

반면 이런 말도 있다. "표현되지 않은 선의는 선의가 아니다. 사랑하는 마음을 마음속으로만 간직하는 것은 마치 비싼 선물을 사서 예쁘게 포장까지 해놓고 건네주지 않는 것과 같다. 사랑한다면 표현해야 한다." 심리학자인 이민규 교수의 의견이다.

시인이 말한 사랑도, 심리학자의 사랑도 모두 일리가 있다. 다만 전자가 사랑을 대하는 마음의 진정성에 초점을 둔다면, 후자는 그 사랑의 표현과 전달에 중점을 두었다. 사랑은 말하지 않아도 이심전심으로 전해지는 무언의 교감이지만, 말로 표현하고 밖으로 드러나야 비로소 전달되는 측면도 있다. 현명하게 사랑하려면 그 두 가지 요소를 적절히 배합하고 절충해야 할 것이다.

그런데 무엇보다도 중요한 것이 있다. 사랑의 실천이다. 표현되지 않는 마음이라 해도 행동이 뒷받침되면 상대는 사랑을 감지한다. 반면 아무리 표현해도 행동이 뒷받침되지 않으면 진정성을 갖지 못한다. 사랑은 행동으로 보여줄 때 더욱 건강하게 유지될 수 있다. 예를 들어 아이가 아파 누웠을 때 밤새 침대 앞을 지키며 간호하는 모습, 아이에게 맛있는 걸 하나라도 더 먹이기 위해 자신의 몫을 양보하는 행동 등에서 아이는 부모의 사랑을 체감한다.

사랑을 실천하기 위한 첫걸음은 심정적인 동질감, 즉 친밀감을 확보하는 일이다. 사람은 누구나 상대가 자신을 공감하고 나를 진정으로 이해한다고 느낄 때 그에게 마음을 열게 된다. 그와 똑같이 내 편이 되어 내 감정을 이해해줄 때 아이는 부모에게 진정으로 사랑받고 있다고 느낄 것이다.

인생의 초기 시절, 즉 아기 때 가까운 사람에게 친밀하고 강한 감정적 유대를 형성하는 것을 애착Attachment이라고 한다. 영국의 정신과 의사인 존 볼비 등이 주장한 이 이론에 따르면 애착 형성이 잘 이루어진 아기들은 자존감이 높고 감정 조절 능력이 뛰어나다. 그 결과 세상이 자신에 대해 긍정적으로 대할 거라는 생각을 갖고 또래 집단이나 친구와 좋은 관계를 맺을 수 있다. 성인이 되어서는 대인관계와 이성관계가 원만해진다.

하지만 애착은 생후의 아기에게만 해당하지는 않는다. 책에서 줄곧 이야기한 것처럼 우리는 연구자들이 '출생 후'라고 맞춰놓은 아기의 시계를 태아 시절로 앞당겨야 할 필요가 있다. 여러 연구를 통해 아기들은 이미 태아 때 삶의 기초를 닦는다는 사실이 드러났기 때문이다.

애착은 대상 영속성 같은 인지 능력이 발달할수록, 애착 대상과 상호작용이 활발하게 이루어질수록 잘 형성된다고 한다. 대상 영속성이란 애착의 대상이 눈에 보이지 않아도 다른 곳에 존재한다는 사실을 아는 능력이다. 예를 들어 엄마와 아빠가 잠시 아기의 눈앞에서 사라져 다른 방에 가더라도 대상 영속성을 지닌 아이는 부모가 다시 나타나기를 차분히 기다릴 수 있다. 그러나 대상 영속성이 덜 발달한 아이라면 부모가 영영 없어졌다는 생각에 급속도로 불안해한다. 반면 손으로 엄마 배를 자주 쓰다듬어주는 등 신체 접촉의 기회가 많고, 목소리를 통한 감정적 교류가 빈번한 아이는 출생 후 애착관계가 좀 더 활발하고 안정적으로 형성되어 갈 것이다.

태아는 세상 한가운데서 살아갈 준비를 하고 있다. 조직과 기관을 살기 적합하도록 끝없이 조절하고, 그 기능을 연습하며 성장을 거듭한다. 성장은 쉬운 일이 아니다. 성장을 위해서는 새로운 것을 형성하고, 기능적으로 한층 더 뛰어오르기 위해 애써야 한다. 그래서 그만큼의 많은 정신적, 육체적 에너지가 든다. 또 그에 따른 고통과 적응의 힘겨운 시간도 보내야 한다.

그럴 때 부모는 태아에게 어떤 존재가 되어주어야 할까. 가장 먼저 아이를 북돋고 격려해주어야 하지 않을까. 아이를 따뜻한 눈으로 지켜보고 있다는 사실을 전해주어야 한다. 그리고 좀 더 적극적인 말 걸기로 아이와 소통하고 아이의 상태에 공감한다면 더욱 바람직할 것이다. "오늘은 날이 맑아. 넌 기분이 어떠니?", "엄마는 슈퍼마켓에 갈 거란다. 달콤한 오렌지를 살 거야. 넌 뭘 먹고 싶니?" 등등 그 어떤 말이라도 좋다 소소한 일상의 대화는 아이를 이해하고 아이에게 공감하기 위한 친밀감의 표현이다. 또한 사랑을 실천하기 위한 첫 번째 행보이다.

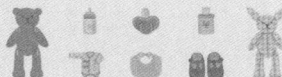

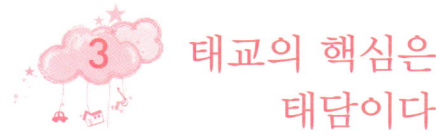# 태교의 핵심은 태담이다

 태교가 무엇인지 곰곰이 생각해보자. 우리는 아기가 태어나고 나서야 비로소 그 성장 과정을 눈으로 확인할 수 있다. 그 결과 한 인간으로서 삶이 시작되는 시점은 아기가 태어난 직후라고 생각하기 쉽다. 하지만 태아는 이미 자궁 속에서 일생의 기초를 세운다. 몸의 조직과 기관이 만들어지고 성장한다. 보고 듣고 맛보고 만지며 세상을 느끼기 위한 오감을 점검한다. 팔과 다리를 움직이며 운동기능도 연습한다. 몸뿐 아니라 감정과 생각도 형성되고 성장한다.

 오늘날 서양 의학에서는 태아가 지닌 놀라운 능력들, 혹은 태내의 경험이 생후에 끼치는 영향에 대한 과학적 증명이 활발하게 이루어지고 있다. 그런데 그 연구 시행 전까지는 태아에게도 한 인간으로서의 의지와 판단이 있을 거라고는 믿지 않았다. 그러나 영성과 직관을 중시한 동양문화에서는 오래전부터 태아 자체를 독립된 마음과 몸, 의식체계를 지닌 하나의 인격체로 보았다. 태교가 동양문화권에서 특별히 발달한 이유도 거기 있을 것이다.

물론 태아는 세상 밖에서 홀로 살아갈 수 있는 완전한 독립체는 아니다. 40주 동안 엄마와 한 몸으로 살아가면서 형성 중인 존재이다. 엄마가 겪는 모든 것이 아기와 연결되었다. 그런 이유로 태교는 두 가지 측면으로 이루어진다. 첫 번째는 엄마 스스로가 조심스럽게 행동하는 자기 경계의 측면이다. 엄마가 먹는 음식이 태아의 몸이 된다. 엄마가 보고 듣고 느끼는 일들이 태아 정서의 밑바탕이 된다. 태아가 건강한 몸과 마음을 만들 수 있도록 좋은 것만 섭취하고, 마음가짐과 행동을 바르게 해야 한다. 마음을 잘 다스려 아기의 정서적 안정을 꾀해야 한다.

두 번째는 태아 자신의 사고능력과 감정에 대한 영향력을 고려한 그야말로 가르침의 측면이다. 태교胎敎를 한자 뜻 그대로 풀이하면 '태내의 가르침'이다. 태교라는 행위에는 이미 아기가 학습이 가능한, 한 사람의 인격이라는 전제가 깃들어 있다. 이때 태교에서 말하는 가르침이란 배 속 아기가 밝은 성격과 안정된 정서를 지닐 수 있도록 심정적 감화를 주는 것을 말한다. 또한 자존감이 높은 사람으로 자랄 수 있도록 북돋는 일이다.

아기에 대한 사랑의 마음만 온전히 전달할 수 있다면, 아기의 긍정적 사고와 자존감은 저절로 형성된다. 그런 면에서 태교의 가장 근본적인 목적은 부모의 사랑을 태내의 아기에게 전하는 일일 것이다. 이에 더하여 아기와 부모의 공감과 교감, 상호작용이 이루어진다면 아기를 좀 더 능동적인 태교의 장으로 이끌 수 있다. 앞서 저자 김나연의 둘째 아이 태교를 언급했었다. 그런데 첫째 아이의 태교는 그와 판이하게 달랐다. 그 얘기를 잠깐 해보겠다.

 김나연

첫째 아이를 가졌을 때 특별히 태교를 하겠다는 생각이 없었다. 결혼 초여서 그런지 내 관심은 아이보다는 남편에게 더 있었던 것 같았다. 남편과는 나이 차이가 좀 났는데, 워낙 자상한 사람이다 보니 임신한 아내에 대한 정성이 지극했다. 어린 아내의 임신이 안쓰러워서였는지 그는 내게서 시선을 뗀 적이 없었다. 너무 차가운 음식은 엄마와 아이에게 해가 된다며 우유를 입에 머금고 있다가 줄 정도였다. 이가 상하면 안 된다며 질긴 음식을 먼저 씹어서 건네줬다. 또 뭔가 먹고 싶다는 말이 떨어지기 무섭게 그는 밖으로 달려가 사 오고는 했다.

당시 우리는 시댁에 들어가 살았었다. 아무래도 어른들을 모시고 사는 입장이니 아무리 임신을 했다 하더라도 혼자만 뭘 먹기가 쉽지 않았다. 그래서 남편은 내가 먹고 싶다는 과일 같은 것 등을 어른들 몫까지 사 왔다. 그런데 경제적으로 빠듯한 살림이었기에 어느 날부턴가 부담스럽게 느껴졌다. 그래서 하루는 딸기를 단 한 팩만 사 왔다. 딸기 값이 너무 올라서였다. 그런데 그걸 먹는 게 문제였다. 일거수일투족이 훤히 보일 수밖에 없는 곳에서 혼자만 몰래 먹기란 쉽지 않았고, 결국 어른들에게 들통이 났다. 시부모님은 그런 나를 이해하시면서도 은근히 서운한 눈치였다. 그리고 남편과 나는 죄인처럼 며칠을 전전긍긍, 시부모님의 눈치를 봐야만 했다.

지금 생각하면 넉넉하지 않던 젊은 날의 행복한 추억이다. 임신 기간 내내 나는 마음이 편했고, 그런 소소한 해프닝 외에는 특별한 스트레스가 없었다. 그 모든 것이 남편의 지극한 사랑 덕분이었다. 일상에 충만하던 사랑과 그로 인한 정서적 안정감은 첫아이에게 아마도 고스란히 전해졌을 것이다. 의도적인 태교가 아니라 해도 사랑의 마음을 아이에게 자연스럽게 전할 수 있다면 그것이 진정한 태교이다.

선호제

아, 잠시만요! 저도 이 타이밍에서는 하고 싶은 얘기가 좀 있습니다. 저는 아직 신혼이고 아이가 없지만, 나중에 아이가 생긴다면 배 속의 아이와 많은 얘기를 나누고 싶다는 생각을 항상 하고 있었어요. 진심으로 그 아이와 교감하는 법은 소리밖에 없잖아요? 가끔은 아내의 배 속에 아기가 있다는 상상을 하며 아기 입장에서 생각을 해봐요. 따뜻하고 포근한 그곳에서 아기

> 는 자라날 것이고, 무언가를 인지하고 느끼기 위해 온 감각을 집중하고 있을 것 같아요. '난 혼자가 아니야. 아, 엄마 아빠랑 얘기하고 싶다….' 등등의 생각을 하며 우리의 목소리를 기다리고 있을 것 같다는 생각이 들더라고요. 특히 이번 책을 준비하며 자료를 찾고 공부하며 목소리 태교 및 부모의 태담에 대한 이론이 정립된 후에는 반드시 우리 아이가 그럴 것이라는 확신이 생겼습니다. 그래서 요즘은 혼자 아이와 대화를 나누는 연습을 해요. 그 시간이 너무 재미있고 행복합니다. 아내 역시 함께 호흡하고 훈련하면서 같이 대화를 하는 시간이 많아졌어요. 같은 꿈을 꾸고 계획하며 갈수록 더 하나가 되어간다는 느낌이 듭니다. 네? 아직 있지도 않은 아이와 대화하는 게 어색하지 않냐고요? 전혀요~. 보이스 스타일링을 훈련한다면 전혀 어색할 게 없답니다. 보이스 스타일링은 내 아이와의 첫 소통의 시작입니다.

앞서 우리는 이미 목소리가 태교의 가장 효과적 방법임을 살펴보았다. 그중에서도 평소 친숙한 엄마와 아빠의 음성은 아기에게 정서적 안정을 주고 사랑을 전할 수 있는 최적의 목소리였다. 그런데 그 목소리가 자연스럽게 실행되는 형태가 바로 태담이다. 결론적으로 태교의 핵심은 태담인 것이다.

태담은 언어 감각이 발달 중인 아이에게 좋은 자극이 된다. 보이지 않는 바깥세상에 대한 궁금증을 풀 수 있는 여러 가지 단서를 제공한다. 이때 무엇보다도 중요한 것은 태담에 담긴 엄마 아빠의 사랑이다. 앞서 설명한 것처럼 작고 소소한 대화는 사랑을 표현하는 시작점이다. 아기에게 온전한 마음을 전하고 싶다면, 아기가 정서적으로 안정되기를 원한다면 엄마 아빠의 음성이 담긴 대화만큼 적절한 수단이 없다. 또한 태담을 통해 엄마와 아빠, 아기는 서로의 친밀감과 유대감을 형성할 수 있는 상호교류가 가능하다. 태담은 아기에게 사랑을 전하고 서로 소통하며 공감을 나누기 위한 필수적인 방식이다.

포물선대화 사이에 아이의 편안함이 존재한다

사람은 자신이 직접 참여하는 대화에서만 느끼고 배우는 건 아니다. 제삼자 간의 대화를 통해서 얻는 교훈도 적지 않다. 어린 시절을 떠올려보자. 이모나 할머니, 혹은 이웃집 아줌마와 엄마가 도란도란 이야기를 나눌 때 엄마 무릎을 벤 우리는 꿈꾸는 듯 그 어조에 빠져들었다. 이야기의 내용과 관계없이 그 편안한 분위기를 즐겼고, 아직은 이해하기 힘든 어른들의 세상에 대한 호기심을 키우기도 했다.

배 속의 아기도 똑같다. 아이에게 들리는 엄마와 아빠의 대화는 아이를 성장시키는 자극이 된다. 아기는 도란도란 나누는 엄마와

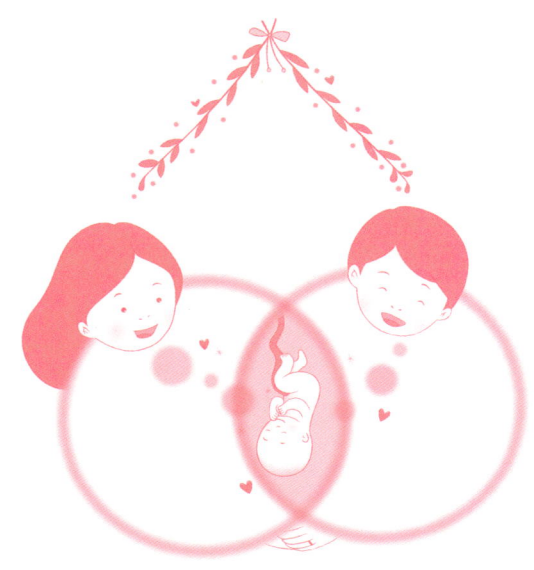

아빠의 작은 대화에서 사랑의 모습을 감지한다. 아빠와 대화할 때 엄마의 심장 박동이 안정된다는 사실에서 가족이라는 울타리가 주는 안도감을 느낀다. 온 가족이 도란도란 나누는 이야기 속에 담긴 기쁨을 느끼며 배 속의 아이는 세상에서 제일 편안한 상태가 될 것이다.

그러나 어떤 종류의 대화는 아이에게 해를 끼치기도 한다. 아빠와 말을 나눌 때마다 엄마의 몸속에 스트레스 호르몬이 분비된다면 어떨까. 아이는 그 중저음의 주인공인 아빠라는 존재에 대해 부정적인 인상을 갖게 될 것이다. 아이는 중립적인 입장이다. 엄마

편을 들 수도, 아빠 편을 들 수도 없다. 어느 집이든 부모의 사이가 좋지 않으면 아이는 절망감을 느낀다. 태아도 마찬가지이다.

그렇다면 엄마와 아빠는 어떤 방식으로 대화를 해야 할까. 그 이상적인 방법은 무엇일까. 이쯤 해서 보이스 스타일링의 여정을 다시 한번 되돌아보자. 보이스 스타일링의 출발은 호흡이었다. 우주와 자연, 생명의 시작점이 호흡이듯 보이스 스타일링도 말하기호흡으로 시작한다. 말하기호흡은 자기 자신을 되돌아보게 함으로써 자아 정체성을 갖게 했다.

보이스 스타일링의 기능적인 목적은 제대로 된 말하기이다. 제대로 된 말하기를 통해 참된 자신을 찾아가는 여정이 보이스 스타일링을 완성해가는 과정이다. 제대로 된 말하기는 자신이 전하고자 하는 진심을 담아 전달력 있게 말하는 것으로, 개념 자체가 상대를 전제하고 있다. 상대가 없다면 진심도 전달력도 필요가 없다. 진심을 담아야 상대가 마음으로 공감한다. 전달력을 갖춰야 상대가 내 말을 오해하지 않고 제대로 이해할 수 있다. 말하기호흡이 호흡을 통한 말하기의 원리를 규정한 절대적 개념이라고 한다면, 거기에 상대적 개념이 들어간 것이 동그라미호흡이다. 동그라미호흡은 말하기호흡에 상대방에 대한 존중과 배려, 이해의 마음을 담아 진심으로 말하는 방식이다. 평소 우리가 말을 할 때는 보통 상대가 있기 마련이므로 동그라미호흡이야말로 실질적인 말하기 방식일 것이다.

그런데 나뿐 아니라 상대도 동그라미호흡으로 말한다고 생각해 보자. 내가 먼저 따뜻한 존중과 배려를 담아 말을 하면 상대도 나를 똑같이 대하게 된다. 서로의 의견을 존중하며 예의를 지키는 대화 속에는 호감이 오간다. 또 공감과 함께 원활한 소통이 이루어진다. 나와 상대가 그리는 두 개의 동그라미호흡은 대화의 테이블 위에서 서로 겹치게 될 것이다. 이때 두 개의 동그라미가 겹치는 부분에는 서로 끝이 맞닿은 두 개의 포물선이 만들어진다. 이렇게 겹치는 부분, 즉 두 개의 포물선 안에 자리한 공간이 바로 나와 상대의 소통과 교감이 이루어지는 지점이다.

이처럼 동그라미호흡을 통해 말하는 나와 상대의 동그라미가 겹치며 생성되는 공감과 소통의 포물선을 이용한 대화법을 우리는 포물선대화라고 부른다. 동그라미호흡이 말하기호흡을 기본으로 하여 상대를 포용하는 개념이 추가된 호흡법이자 말하기 방식이라면, 포물선대화는 동그라미호흡을 이용한 올바른 대화법이다.

동그라미호흡은 나에게서만 나왔다가 돌아오는 게 아니다. 상대도 동그라미호흡으로 말을 하고 그 호흡이 나를 돌아 나가 다시 상대에게 돌아간다. 동그라미호흡으로 말하는 두 사람 사이의 교집합이 바로 소통과 공감이다. 그러한 교집합을 지닌 올바른 대화법이 포물선대화이다. 나와 상대는 소통과 공감을 통해 하나의 공동체로 연결된다. 포물선대화 역시 동그라미호흡처럼 공식으로 간단히 표현할 수 있다.

말하기호흡 + 상대방(존중과 배려, 이해) = 동그라미호흡
동그라미호흡(나) ∩ 동그라미호흡(상대방) = 포물선대화(소통과 공감, 포용과 화합)

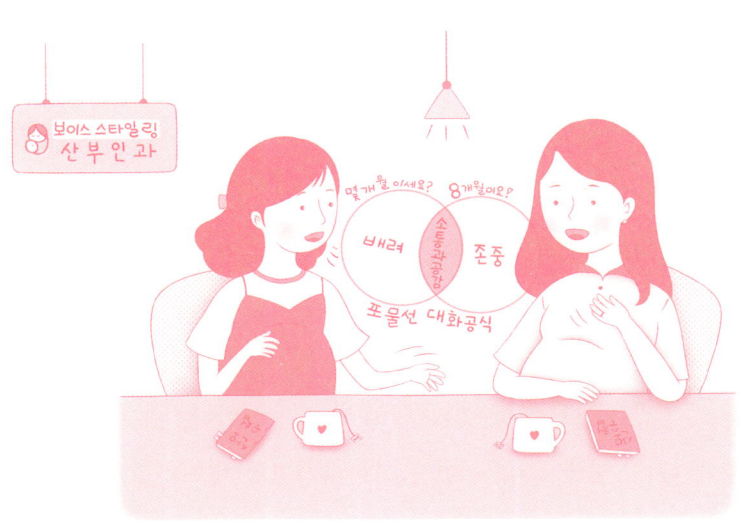

'가는 말이 고와야 오는 말이 곱다.'라는 속담을 떠올리면 포물선대화가 어떤 것인지 쉽게 이해할 수 있다. 보통 대화를 할 때는 톤이 상대의 어미를 따라가게 되어 있다. 이쪽의 어미가 직선을 그리면 상대의 말도 직선을 그린다. 반대로 이쪽에서 부드러운 곡선으로 말을 건네면 상대 역시 누그러진 곡선으로 답해 온다.

예를 들어보자. 남편이 밤늦게 귀가를 했고, 아내는 전화 한 통 없이 늦은 남편에게 잔뜩 화가 난 상태다. 남편은 사실 몹시 미안하다. 배 속 아기를 위해 아내와 저녁 산책을 하기로 한 약속을 첫날부터 못 지켰기 때문이다. 오늘만큼은 반드시 일찍 들어오려고 했다. 하지만 퇴근 직전 힘든 일을 토로하며 술자리를 청한 친구의 연락을 도저히 거절할 수 없었다.

술자리를 파하고 집으로 조심스레 들어온 남편을 향해 아내가 "지금 몇 시야!" 버럭 소리를 지른다. 그러면 아무리 잘못한 일이 있더라도 남편 역시 순간적으로 짜증이 날 수밖에 없다. "아, 또 왜 그래!" 똑같이 언성을 높이게 될 것이다. 하지만 무슨 불가피한 사정이 있었겠지 짐작하며 감정을 다스린 아내가, "회사에 급한 일이 있었나봐." 말하며 남편을 달래는 말을 건넨다고 해보자. 아내의 다정한 말에 남편은 더더욱 미안해질 것이다. "오늘 정말 미안하게 됐어. 핑계 같아서 먼저 전화하기도 그렇더라고." 고개를 숙이고 먼저 사과를 해올 것이다.

　내가 뱉은 날카로운 말은 상대를 돌아 다시 내 몸에 흡수된다. 내가 던진 말의 독성이 상대뿐 아니라 내게도 해가 되는 것이다. 동그라미호흡으로 말을 하면 상대의 답변과 태도로 돌아오는 내 호흡을 통해 나 자신을 물끄러미 바라볼 수 있다. 상대가 화로 답변한다면 그것은 내 말에 화가 실렸기 때문이다. 상대가 존중과 배려의 말로 답한다면 내 말에도 상대를 향한 같은 마음이었다는 반증일 것이다.

　상대의 입장을 고려하지 않는 말은 진정한 대화가 아니다. 그건 일방적인 말하기일 뿐이다. 서로 소통과 공감을 이루기 위해서는 상대를 존중하고 배려하는 이해의 동그라미를 그리며 말해야 한다. 그래야 공감의 포물선이 그려진다. 그 출발점은 이쪽에서 먼저 그리는 동그라미호흡에 있다. 내 말을 담은 동그라미호흡이 상대의 말 속에서도 동그라미를 이끌어낸다. 동그라미호흡을 배운 사람이라면 누구나 이런 사실에 공감한다. 가령 아내가 보이스 스타일링을 익히고 시작했다면 남편 역시 저절로 동그라미호흡을 따라 하게 되는 경우가 많다.

　주부인 안혜민(가명·29세) 씨는 우리 센터에서 기획한 단기 프로젝트의 일원으로 보이스 스타일링을 수강했다. 그러다 한창 강의가 진행 중일 때 임신 사실을 알게 되었다. 친정이며 시댁에서는 임신 초기이니 수업을 그만두고 집에서 안정하기를 원했다. 하지만 오히려 본인은 더 열심히 강의를 듣고 여러 가지 훈련에도 적극적으로 참여했다. 동그라미호흡을 통해 긍정적인 마인드로 변해가는 걸 스스로 느꼈기 때문이다.

그런데 사실 혜민 씨보다 더 적극적으로 보이스 스타일링을 권한 쪽은 그녀의 남편이었다. 그는 동그라미호흡으로 인한 아내의 변화를 제일 먼저 눈치챘다. 말투가 달라지고 매사 밝은 마음으로 임하는 아내의 변화가 남편은 놀랍기만 했다. 그 덕분에 남편은 수강 내내 혜민 씨의 충실한 도우미 역할을 했다. 때때로 그녀가 동그라미호흡을 잊고 격한 감정을 쏟아내려 하면, 남편에게서 바로 부드러운 주의가 날아왔다. "어허, 동그라미호흡!" 그럴 때면 혜민 씨는 아차 하는 마음에 웃으며 호흡을 가다듬게 되었다. 반대로 남편의 말투가 거칠어질 때면 혜민 씨가 동그라미호흡을 상기시켜주었다. 보이스 스타일링 수업은 혜민 씨만 참여했지만, 남편도 동그라미호흡의 간접적인 영향을 받은 것이다. 동그라미호흡을 이용한 대화법은 상대도 자연스럽게 동그라미호흡의 기본이 깃든 말에 동참하도록 만드는 힘이 있다. 바로 이런 것이 포물선대화의 시작이다.

상대에 대한 존중과 배려, 이해가 깃들지 않은 일방적인 말하기란 어떤 것이며, 서로를 배려하며 공감과 소통을 이루는 포물선대화가 어떤 것일까? 다음의 예문을 읽어보며 그 차이를 느껴보자.

- **일방적인 말하기**

 일방적인 말하기

나연 호제야! 너 또 시킨 거 안 했니?
호제 아 참! 아니요, 그게….
나연 도대체 넌 왜 만날 그렇게 말을 안 듣니?
호제 아니, 그게 아니라요….
나연 또 말대꾸하려고? 넌 무슨 말을 하면 들어먹질 않니!
호제 그게 아니라요, 제가 아까는….
나연 됐고! 당장 가서 시킨 거나 해.
호제 ….
나연 빨리 가! 얘는 바빠 죽겠는데 왜 이렇게 느려터진 거야, 도대체.
호제 네, 알겠습니다.
나연 어휴, 답답해! 내가 정말 못살아….

'위 예문은 https://cafe.naver.com/voicestyling 에서 바로 들으실 수 있습니다.'

■ 포물선대화

 포물선대화

나연	호제야, 너 아까 내가 부탁했던 거 다했니?
호제	아 참! 아니요, 그게….
나연	왜? 무슨 일 있었어?
호제	아니, 그게 아니라요….
나연	응, 얘기해봐, 호제야.
호제	사실 아까 나 실장님께서 스튜디오 짐 정리를 도와달라고 하셔서요.
나연	아~ 그랬어? 근데 갑자기 스튜디오 정리를 왜 한대?
호제	네. 오후에 스튜디오를 방문하는 손님들이 온다고 하시더라고요.
나연	그랬구나? 잘 도와드렸네. 그럼 내가 부탁한 거는 언제까지 가능할까?
호제	2시간 안으로 정리해서 보고드리겠습니다.
나연	응, 고마워. 급한 거니까 조금만 서둘러줘~.

◀ '위 예문은 https://cafe.naver.com/voicestyling 에서 바로 들으실 수 있습니다.'

　포물선대화는 동그라미호흡에 담긴 성의와 진정성, 상대를 존중하고 배려하며 이해하려는 긍정의 말투로부터 시작된다. 이쪽에서 먼저 사려 깊고 따뜻한 말을 건네면, 저쪽에서도 호의 어린 답변이 돌아온다. 내게 온 답변에 다시 존중과 배려를 얹어 말하면 상대는 또다시 이해와 공감으로 화답하는 대화의 선순환이 이루어진다. 이처럼 두 사람 사이에서 출발한 포물선대화가 더 큰 단위로 번지고, 온 사회에 퍼지면 세상 전체가 서로를 존중하고 배려하는 공감과 소통의 장으로 거듭날 것이다.

포물선대화를 통한 엄마와 아빠의 공감과 소통, 그 안에는 아기라는 사랑의 공감대가 있다. 아기는 부모님이 나누는 다정한 대화를 들으며 두 사람의 사랑이 교집합으로 만나는 공간 속에 자신이 존재한다는 사실을 체감할 것이다. 생각과 느낌, 의식이 이제 막 생겨나는 아기에게 자신의 존재가 부모에게 긍정적으로 받아들여진다는 실감은 곧 세상 전체가 자신을 반길 것이라는 낙관적 자신감과 자긍심을 갖는 계기가 되어줄 것이다.

포물선대화를 염두에 두고 다음의 예문을 읽어보자.

 포물선대화를 이용한 엄마와 아빠의 대화

1.
아내　여보, 나 갑자기 복숭아가 먹고 싶어.
남편　응? 복숭아? 진짜? 그래, 그럼 내가 사 올게.
아내　근데 당신 복숭아 알레르기 있잖아.
남편　아니, 무슨 소리야? 먹고 싶으면 먹어야지! 내가 어떻게든 사 올게.
아내　아냐, 자기야~. 그냥 잠깐 당기는 거겠지. 그리고 너무 늦었어.
남편　늦기는 무슨, 24시 마트가 괜히 있나?
아내　그래도 너무 늦은 시간이고…. 복숭아 철도 아닌데….
남편　자기야, 요새 하우스 복숭아가 얼마나 맛있게요?
아내　그런가? 근데 그러다가 당신 알레르기 때문에 고생하면 어떡해….
남편　이참에 알레르기 한번 이겨내볼까? 그리고 이건 우리 똥똥이도 먹고 싶은 거야~.

아내　너무 무리하는 거 아냐? 나 진짜 안 먹어도 되는데….
남편　걱정 마, 여보! 잠깐만 똥똥이랑 얘기 나누고 있어. 금방 갔다 올게.
아내　고마워, 자기야. 똥똥아, 니네 아빠가 이렇게 멋있다~!
남편　똥똥아~, 복숭아 먹고 꿀잠 자자~! 아빠 금방 갔다 올게!
아내　그럼 조심히 다녀와요!
남편　응, 여보! 편히 쉬고 있어!

2

남편　여보, 어서 와. 오늘도 고생 많았어.
아내　아, 힘들다….
남편　아이고, 많이 힘들었구나?
아내　오늘 좀 이래저래 일이 꼬였었어.
남편　그랬어? 진짜 힘들었겠네. 무슨 일이 있었는데?
아내　그냥 뭐, 회사 일이지. 참, 오늘 우리 승호 선생님께서 전화하셨다며?
남편　아, 그거? … 유치원에서 애들끼리 좀 다퉜었나봐.
아내　진짜? 왜? 어떻게 된 거야?
남편　저희끼리 놀다가 친구가 승호 발에 걸려 넘어졌는데, 그걸로 좀 다퉜다네.
아내　아…, 그랬구나. 그래서 승호랑 친구는 괜찮고?
남편　그럼~! 별일 없으니까 내가 괜찮다고 한 거지. 애들은 그럴 수 있잖아.
아내　그래도…. 둘 다 다친 데 없는 거야?
남편　응, 내가 유치원에 가서 다 확인하고, 친구랑 승호 화해하는 것도 봤어.
아내　잘했네~. 든든하네, 우리 남편! 우리 승호 착하게 잘 키우자, 지금처럼!
남편　당연하지. 그래야 승호도 나중에 나처럼 여보야 같은 멋진 여자 만나지!
아내　알긴 아네? 히~, 고마워. 사랑해.
남편　나는 더 사랑해.

◀ '위 예문은 https://cafe.naver.com/voicestyling 에서 바로 들으실 수 있습니다.'

엄마 아빠의 태교는 아이의 두뇌를 발달시킨다

앞에서 살펴봤던 것처럼 태교의 본질은 사랑이다. 태담은 엄마 아빠의 목소리와 대화로 아기에게 사랑을 전한다. 사랑받고 있다는 사실을 느끼고 인지하는 태아는 높은 자존감을 갖게 된다. 세상에 대한 긍정적 인상을 지니게 된다. 정서적 안정과 함께 감정 조절 능력을 갖게 된다. 또 올바른 말의 자극을 받은 아이는 언어기능이 발달할 수밖에 없다.

하지만 그것으로 다가 아니다. 과학자들은 엄마의 음성이 뇌기능의 조직화를 돕는다고 말한다. 엄마의 목소리로 들려주는 이야기가 아기의 뇌 발달에 직접적으로 관여하는 것이다. 인간의 뇌는 안쪽으로부터 후뇌, 중뇌, 전뇌의 3층으로 이루어졌다. 생명유지 기능을 담당하는 후뇌는 가장 안쪽 밑에 자리한다. 중간층에는 감정이나 기억, 학습, 호르몬 조절 같은 좀 더 진화한 기능을 관장하는 중뇌가 둘러싼다. 그리고 가장 바깥쪽에는 인간만이 지닐 수 있는 이성과 사회성, 언어기능 등의 고등한 기능을 담당하는 전뇌가 있다. 뇌가 발달한다는 이야기를 들으면 보통은 아이가 공부를 잘하거나 지능이 높다는 등의 학습 능력과 지적 능력의 발달만을 떠올릴 수 있다. 그러나 그 외에도 태아의 생명유지기능이나, 정서적 안정, 적절한 이성과 사회성을 갖추는 일, 언어발달 등 모두가 뇌의 발달과 밀접한 관련이 있다.

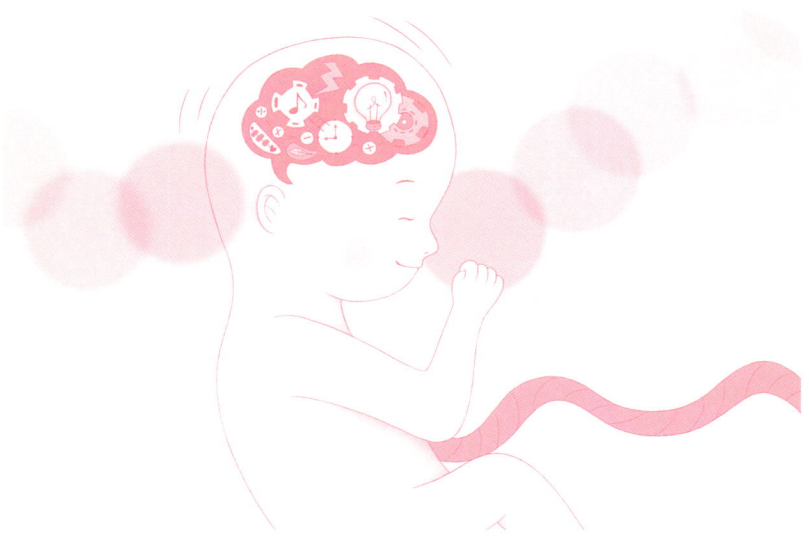

태아의 뇌는 수정 직후부터 급격히 발달하여 4주 차에 전뇌, 중뇌, 후뇌의 3층 구조가 완성된다. 또 임신 12주가 되면 머리와 팔, 다리 등 몸의 형태가 모두 갖춰진다. 동시에 뇌도 고유의 기능들을 수행하기 시작한다. 임신 13주부터 생성되기 시작한 대뇌의 신경세포는 37주가 되면 이미 어른과 똑같은 숫자인 천억 개가 만들어진다.

두뇌가 발달한다는 것은 단순히 신경세포의 숫자가 늘어난다는 의미가 아니다. 신경세포 수는 누구든 일정하다. 하지만 지능이나 창의력, 정서적 공감 능력이나 그 외 특별한 능력 등에서의 개인차는 그 세포 간의 연결과 관련이 있다. '뉴런'이라 불리는 각각의 신경세포는 서로 연결됨으로써 정보를 전달한다. 그 연결 부위를 '시냅스'라고 한다. 한 개의 신경세포는 수많은 시냅스에 의해 수천 개의 다른 신경세포들과 연결된다. 뇌는 이런 식의 복잡한 신경망으로 이루어진 존재이다.

뇌의 발달은 이 신경망의 네트워크가 치밀하고 복잡해지는 것을 의미한다. 시냅스의 연결이 활발하게 일어나는 초기 뇌 발달기가 지나면 버릴 건 버리고 남길 건 남기는 일종의 선택과 집중이 시작된다. 사용하지 않는 시냅스는 퇴화하고, 자주 쓰는 것은 그 기능이 강화된다. 만약 지적인 호기심이나 궁금증을 자주 느낀다면 그쪽 기능을 처리하는 시냅스가 더욱 발달할 것이다. 그러나 만약 음악이나 미술 등 예술적 자극이 전혀 없는 환경에서 자란다면 성인이 된 후에도 예술에 대한 감흥이 전혀 없는 사람이 될 수도 있다.

우리는 보통 머리 좋은 부모에게서 지능이 높은 아이가 태어날 것이라고 믿는다. 물론 그런 경향이 아주 없는 것은 아니다. 그러나 유전자는 우리가 생각하는 것만큼 아이의 지능에 절대적인 영향을 미치지는 않는다. 미국 피츠버그 대학 연구팀의 논문에 따르면 인간의 지능 지수를 결정하는 것은 유전자가 48%이며, 나머지 52%는 태내 환경이라고 한다. 뇌의 기본적인 발달이 이루어지는 태아 시기에 어떤 환경에 있느냐에 따라 머리가 좋아지거나 그렇지 못하거나 할 수 있다.

태내 환경 중 우리가 특히 주목해야 할 것은 청각이다. 수많은 연구결과에 의하면 초기 두뇌의 발달은 적절한 청각 자극에 의존한다. 두뇌 발달이 일어나는 결정적인 시기에 청각 자극이 부족할 경우 뇌 성장에 좋지 않은 영향을 미친다고도 알려졌다.

수많은 청각 자극 중 아이의 두뇌 발달에 가장 많은 영향을 끼치는 것은 엄마의 음성이다. 파이퍼 교수가 이끄는 미국 컬럼비아 대학 연구진은 임신 중 아기에게 들리는 엄마의 음성이 태아의 뇌를 자극하여 뇌기능의 조직화를 돕는다는 사실을 증명해냈다.

연구결과에 의하면 출생한 지 이틀밖에 안 된 아이들도 엄마의 목소리를 구분하며 다른 목소리보다 엄마의 목소리를 더 선호하는 것으로 밝혀냈다. 연구진은 신생아의 이러한 성향이 양수 환경에서 측정되는 가장 강렬한 음향인 엄마의 목소리에 대한 태내 경험에 의한 것이라 보았다. 태내에서 익숙하게 들어왔던 엄마의 목소리를 아기는 출생 직후에도 가장 좋아하는 것이다. 특히 태아와 신생아는 엄마의 말소리를 들을 때마다 심박 수의 감속이 나타났다. 심장의 이런 반응은 아기가 받은 감각적인 자극이 두뇌 발달에 영향을 주는 것으로 보이는 수면 중에 발생했다.

그런 제반결과를 통해 연구진은 태내에서 듣는 엄마의 말소리가 태아의 뇌 발달에 즉각적이면서 지속적으로 영향을 끼친다는 사실을 알아냈다. 그들은 그러한 영향이 태아의 청각체계를 발달시킬 뿐 아니라, 훗날 사회적, 정서적 발달에도 영향을 준다고 결론지었다.

그리고 또 다른 연구에 의하면 엄마의 음성은 태아의 대뇌 청각 피질을 두껍게 만든다. 두께의 증가는 그만큼 그 부위가 발달한다는 의미이다. 청각 피질의 발달은 언어기능과 밀접한 관련이 있다. 실제로 엄마의 음성을 들을 때마다 초음파로 관찰해보면 아기는 배 속에서 즉각적인 움직임을 보인다. 태아의 뇌가 엄마의 목소리를 수용하고 이에 대한 상호작용으로 확연한 몸짓으로 반응하는 것이다.

태아, 혹은 아기의 두뇌는 마치 어떤 그림이라도 그릴 수 있는 캔버스와 같다. 어떤 환경에 처하느냐에 따라, 혹은 어떤 경험을 받아들이느냐에 따라 유연하게 변화하며 성장한다. 하지만 아이 스스로가 환경과 경험을 좌우하긴 힘들다. 아이들에게 다채로운 환경과 경험을 조성해주는 것은 순전히 부모의 몫이다. 빨강이나 검정 한 가지 색만을 본 아이의 그림은 단조로운 단색일 수밖에 없다. 반면 다양한 색깔을 경험한 아이의 그림은 오색찬란한 무지갯빛 그림일 것이다.

이때 다양한 경험이나 환경이란 24색, 혹은 48색의 크레파스를 태아의 손에 억지로 쥐어주는 것을 말하는 게 아니다. 수많은 색채를 혼합해 만들 수 있는 빨강, 파랑, 노랑의 삼원색을 감각 속에 확실히 각인시켜주는 일을 말한다. 아기와의 상호작용, 사랑과 신뢰를 통한 애착관계 형성은 태아 두뇌의 자유롭고 무한한 발달을 위한 삼원색 같은 요소이다. 포물선대화를 이용해 아이와 도란도란 나누는 태담만으로도 우리는 사랑의 삼원색을 선사하는 셈이다.

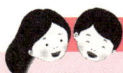 김나연·선호제이 보이스 브레인 Tip

"포물선대화 - 엄마 아빠부터 많이 대화하라."

'아이에게 무슨 이야기를 하죠?'라고 묻는 사람들이 있다. 말하기호흡 단계부터 동그라미호흡, 포물선대화에 이르는 과정을 다시 한번 머릿속으로 복기해보자. 자기만의 개성이 확립되면 하고 싶은 말이 자연스레 생긴다. 우선 나에 대해 아이에게 들려주면 된다. 나는 어떻게 자라왔고, 무엇을 좋아하며, 어떤 꿈이 있는지, 아기에게 어떤 엄마 아빠가 되고 싶은지 등의 이야기를 재미있게 말해보자.

아기와 직접 나누는 대화도 좋지만, 엄마 아빠가 나누는 포물선대화도 중요하다. 일상의 이야기부터 처음 만나던 날의 추억, 함께 갔던 여행지에서의 에피소드, 앞으로의 계획에 관한 이야기까지. 그동안은 서로 알아챌 수 없었던 부부 간의 속내를 이해하는 계기가 될 것이다. 아이를 교차점에 둔 엄마와 아빠의 공통 화제는 그 자체만으로도 아이에게 스스로가 가족의 일원이며, 두 사람 모두에게 사랑과 관심을 받는다는 뿌듯한 느낌을 준다.

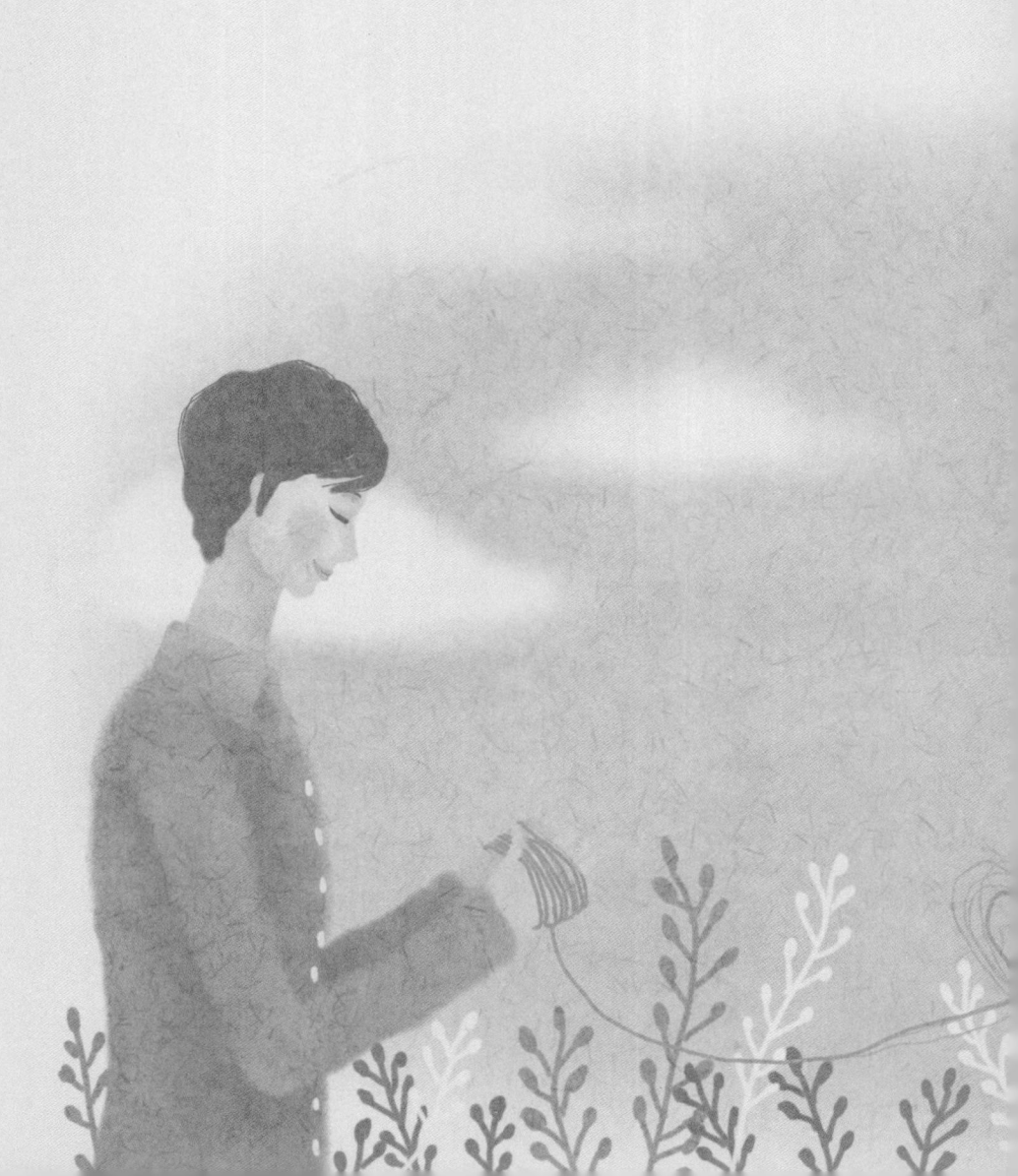

Part 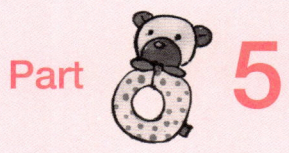 5

보이스 스타일링의 완성은 사랑이다

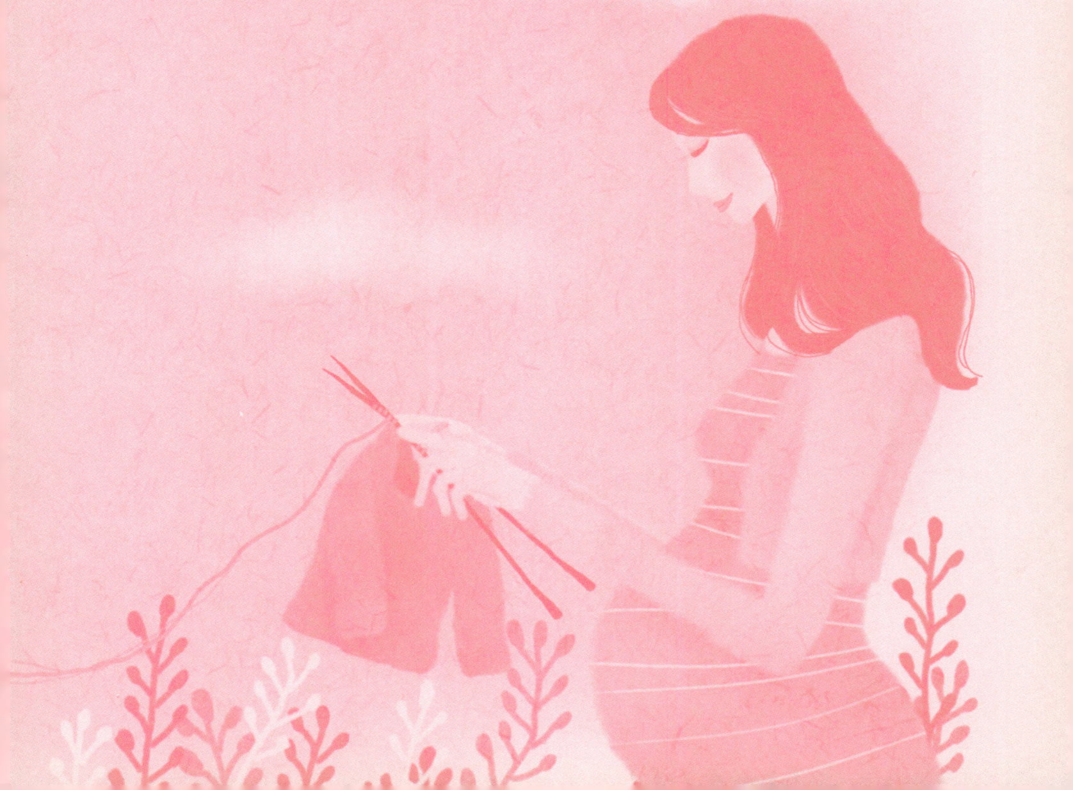

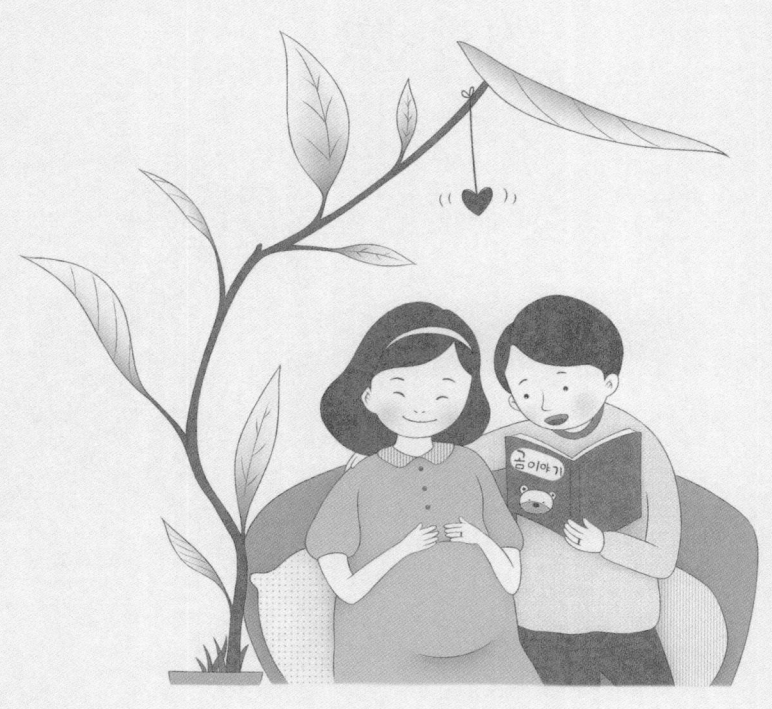

1 보이스 스타일링은 왜 태교에 적합할까?

보이스 스타일링의 핵심은 동그라미호흡이다. 앞서 소개했던 것처럼 동그라미호흡은 성우 김나연이 개발한 독창적인 말하기 방식이다. 제대로 말하기를 위해 치열하게 고민해온 수십 년 세월의 노하우와 깨달음이 함축되어 있다. 이후 그러한 방식에 공감한 방송국 후배 선호제와 함께 그 음성학적 이론의 토대를 마련하여 과학적 객관성의 지평을 넓혔다. 현재의 커리큘럼은 두 사람의 개인적인 훈련과 시행착오, 강의를 통한 데이터의 축적과 분석을 거쳐 확립되었다. 그리고 수강생들과 함께 그 임상적인 효용성을 확인해왔다.

그런데 놀랍게도 이러한 이론이 삶의 방식과 문화적 습속으로 이어져온 소통의 문화가 있다. 바로 북아메리카 인디언들의 대화법이다. 물론 그들이 동그라미호흡과 포물선대화를 알았던 건 아니다. 하지만 그들의 말하기 문화가 추구하는 이상적 지점과 그 대화법에 담긴 정신이 보이스 스타일링의 개념이나 가치와 닮아 있다. 우리에겐 몹시 흥미로운 일이다.

앞에서 이야기한 것처럼 동그라미호흡은 체험적 방법에서 먼저 시작되어 후에 이론으로 정립되었다. 그런 특성으로 인해 실행하는 방식이 비교적 쉽고 간단하다. 그러나 그것이 내포하는 의미는 심오하다. 동그라미호흡 안에는 여러 가지 심리학 이론과 명상의 철학이 녹아 있다. 만들고 체계화시킨 우리조차 그 끝이 어디인지 모를 만큼 폭넓은 확장의 가능성을 지니고 있다. 훈련을 거듭할수록 우리 스스로도 무한히 성장해 나아감을 느낀다. 매일의 실행이 또 다른 깨달음을 가져다준다. 일보일경 步一景이라는 말처럼 한 걸음 한 걸음 내디딜 때마다 새로운 경지가 보인다. 인디언식 대화법과의 연관성 역시 동그라미호흡을 핵심으로 한 보이스 스타일링의 또 다른 측면에 대한 새로운 발견이다.

인디언들은 상대를 중요시하는 대화로 유명하다.《동물기》로 잘 알려진 시튼은 자연이라는 환경과 공생하는 그들의 생태적인 삶을 이상적으로 여겼다. 그는 일평생 인디언 문화를 수집하고 연구했으며, 백인사회에 인디언 문화의 실체를 널리 알리기도 했다. 그의 저서인《인디언의 복음》에 실린 한 문장은 우리에겐 왠지 낯설지 않다. 인디언의 한 종족인 라코타족의 엘렌 노와가 남긴 말이다.

"인디언은 모든 일을 원圓 안에서 한다. 바로 그대로다. 왜냐면 우주의 힘은 언제나 동그라미를 이루며 움직이고, 그에 따라서 모든 것은 동그랗게 되는 경향이 있기 때문이다(중략). 태양은 원을 그리며 떠올랐다가 진다. 달도 마찬가지다. 또 그 모양들도 둥글

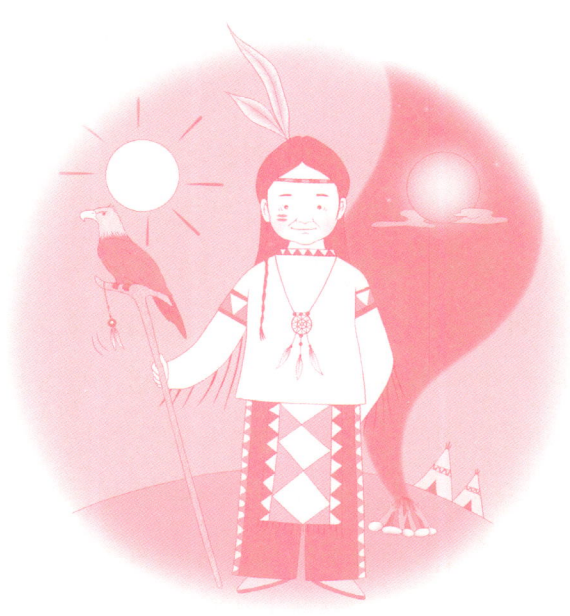

다. 계절도 그렇다. 그 변화는 커다란 원을 그리면서 진행하며, 언제나 예전의 상태로 되돌아온다. 사람의 일생 또한 아이에서 시작하여 아이로 돌아가는 동그라미를 그린다. '힘'이 작용하는 것은 모두 그러한 방식을 따른다. 그러므로 우리의 천막도 새 둥지처럼 둥글게 만들며, 거기서 모두 수레바퀴처럼 둥글게 앉는다. 그것은 민족의 수레바퀴 자리였다. '위대한 영'의 의지에 따라, 우리가 아이들을 키우면서 만든 많은 둥지들을 이어서 이룩한 그것은 커다란 수레바퀴 자리였던 것이다."

그리고 다음은 〈프로 유튜버에 딱 맞는 목소리 만들기〉에 실린 성우 김나연의 체험담 중 일부분이다.

"동그라미호흡을 말하기 훈련에 적용한 이후 스스로 많이 변했다는 걸 느낀다(중략). 우리는 시간이 가고 세월이 간다고 여긴다. 그러나 지구가 둥글듯 세상 모든 것은 다 동그라미처럼 순환한다. 하루 24시간이 지나면 다음 날 똑같은 시간이 돌아오고 낮이 가면 밤이 온다. 봄, 여름, 가을, 겨울의 사계도 한 번 가면 또다시 돌아오게 마련이다. '그처럼 순환하는 세상 속에서 변해가는 것은 나구나. 삶이란 결국 내가 만드는 것이구나. 우리가 만드는 것이구나.' 하는 깨달음도 생겼다. 내가 행한 모든 일, 관계, 현재의 결과가 모두 내가 만든 것이란 사실을 확연히 알게 되었다."

원이 상징하는 순환 개념은 동양적인 세계관에서 공통적으로 발견할 수 있다. 하지만 인디언의 삶은 그런 개념을 일상의 삶으로 일체화했다. 우주와 자연의 원리를 본받고 실현함으로써 그 가치를 극대화한다. 그런 면에서 우리는 그네들의 삶의 방식과 동그라미호흡 사이의 동질성을 발견할 수 있다. 동그라미호흡 역시 호흡의 순환을 이용한 말하기를 통해 상대에게 투영되어 돌아오는 자기 자신의 모습을 바로 보고 그 안에서 우리를 둘러싼 세상과 우주의 순환 원리를 일깨우는 방식이다.

그처럼 같은 세계관에 기초하기 때문일까? 신기하게도 그네들의 대화법 속에는 동그라미호흡이 추구하는 배려와 존중, 이해가 고스란히 깃들어 있다. 이 장에서 우리가 말하고자 하는 '생각하고 말하기'와 일치하는 면도 있다. 또한 포물선대화가 바라는 것처럼 개인 간의 공감과 소통에서 시작되어 공동체 전체로 퍼져나가는 평화와 공존 개념을 지니고 있다.

북아메리카 인디언의 대화법은 대략 다섯 가지로 요약해볼 수 있다.

첫 번째는 '주의 깊게 듣기'이다. 인디언들은 사람의 귀가 두 개이고, 입이 하나인 이유가 말하기보다 듣기가 더 중요하기 때문이라 생각했다. 그런 이유로 그들은 다른 사람이 말할 때 결코 그의 말을 자르지 않는다. 자신의 말보다는 그가 무슨 말을 하는지 듣는 것에 열중한다. 그들은 누군가 혼자 종일 떠들어도 그걸 아무 말 없이 다 들어주는 사람들이다.

이러한 규칙은 공동의 대화에서도 어김없이 지켜졌다. 부족 내의 의논 사항이 있을 때면 그들은 둥그렇게 둘러앉아 차례로 자신의 의견을 말하게 된다. 이때 말을 하는 사람은 '말하는 막대기 Talking Stick'라 불리는 긴 막대기를 들어야 한다. 그가 말을 마치면 말하는 막대기는 옆 사람에게로 넘겨진다. 말하는 막대기는 곧 '발언권'을 의미한다. 그것을 가진 사람은 자신이 원하는 시간만큼 말을 할 수 있다. 주변 사람 누구도 그의 말을 중간에 끊거나 반박하지 않는다. 그의 의견을 끝까지 경청하고 그 안에 담긴 의미에 대해 곰곰이 생각한다. 그리고 그에 대한 의견이 있다면 말하는 막대기가 자신에게 왔을 때 비로소 발언할 수 있다.

두 번째는 '말할 때까지 기다려주기'이다. 인디언들은 말하기 전에 먼저 생각을 해야 한다는 개념이 어릴 때부터 뇌리에 각인되었다. 그래서 상대의 질문에 바로 답변하는 것을 피했다. 상대에게도 즉각적인 답변이나 빠른 반응을 요구하는 것은 무례한 일이라 생각했다. 상대가 충분히 생각할 시간을 주고 그가 생각할 동안 말없이 기다려주었다. 그들에게 생각 없이 하는 말은 있을 수 없었다.

인디언 작가 루터 스탠딩 베어는 엘렌 노와 같은 라코타족 출신이다. 라코타족은 '수우족'이라고도 불린다. 케빈 코스트너 주연의 영화《늑대와 춤을》에 등장한 바로 그 인디언 종족이다. 이 영화의 영향으로 한때 우리나라에서는 인디언식 이름을 짓는 게 유행하기도 했다. 이를테면 '붉은 구름', '천둥의 마음', '지혜로운 바람', '푸른 달빛', '발로 차는 새' 같은 식이다. 루터 스탠딩 베어의 인디언식 이름은 '오타 크테 Óta Kté'였다. '적을 많이 죽인'이란 뜻이다. 19세기 말 추장의 맏아들로 태어난 그는 10대 초반 백인들이 세운 학교에 들어가기 전까지 정통 인디언 방식의 교육을 받았다. 그는 라코타 인디언의 대화법에 대해 이렇게 적었다.

"대화는 바로 시작되는 법이 없었고, 서두르는 방식도 아니었다. 그 누구도 재빨리 질문하지 않았고, 대답을 강요받지도 않았다. 생각할 시간을 주기 위한 잠깐의 멈춤은 대화를 행하는 진실로 정중한 방법이었다. 침묵은 라코타 인디언에게 의미 있는 일이었다. 또한 그가 말하는 이에게 침묵의 공간을 허락하고, 그 자신 역시 말하기 전에 침묵의 순간을 갖는 일은 진정한 예의와 함께 '말하기 전에 먼저 생각해야 한다.'는 규칙에 대한 존중을 실천하는 차원에서 행해졌다."

세 번째는 '말뿐인 말을 삼가기'이다. 그들은 무엇보다도 침묵을 값진 것으로 여겼다. 말에는 진심이 담겨야 한다고 생각했고, 빈말이나 영혼 없는 말을 하지 않았다. 가슴속에서 우러나는 솔직한 이야기만을 입 밖에 내야 한다고 생각했다. 그러다보니 꼭 필요한 말이 아니면 잘 하지 않는 편이었다. 가족이나 친한 사람이 아닌 사이에서는 잡담이나 수다가 흔치 않았다. 말보다는 행동으로 보여주는 게 옳다고 생각했고, 한번 한 말에 대해서는 끝까지 책임을 졌다.

네 번째는 '말로 표현되지 않은 감정 파악하기'이다. 인디언들은 말 자체를 통한 소통보다는 그 너머에 자리하고 있는 감정의 교류에 큰 의미를 두었다. 상대의 말만 듣고 상황을 파악하기에 앞서 그 이면에 숨은 진심까지 고려하는 깊은 시선을 지니려 노력했다.

다섯 번째는 '이해와 연민이 담긴 말하기'이다. 그들의 말은 비난이나 논쟁보다는 너그러운 용서와 함께 상대의 입장에 서서 연민으로 감싸려는 의도를 지녔다. 그리고 상대의 감정과 자존감을 건드리지 않는 배려가 담긴 대화를 지향했다. 아이의 잘못을 바로잡아야 할 때도 타인의 시선이 닿지 않는 숨은 장소에서 조용히 타일렀다.

그들은 사람들 모두가 이 땅의 주인이 아니라 잠시 머물다 떠나는 존재임을 잊지 않았다. 자연의 모든 혜택을 함께 나누며 타인과 평화롭게 공존하는 것이 도리라 생각했다. 함께 잘 살아가기 위해 상대의 처지에 전적으로 공감하고 그 아픔과 괴로움까지 나누고자 했다. 인디언 세네카족 출신인 제이미 샘스의 글을 보면 그들이 진심을 다하여 얼마나 남을 이해하고자 했는지 짐작할 수 있다.

"인간은 다른 사람의 무거운 짐을 자신이 짊어지거나, 그의 말을 듣고, 그의 고통을 느끼고, 그의 행동을 주의 깊게 관찰하고, 그의 가장 큰 갈망과 염원을 나누며 그가 걷는 길을 따라서 걸어보기 전에는 그의 삶을 이해할 수 없다. 이런 것들을 이해한 후에야 우리는 다른 이의 꿈과 악몽을 모두 공유하면서 그의 불 옆에서 잠이 들 수 있을 것이다."

인디언들의 대화법 속에 담긴 정신을 한마디로 요약한다면 결국은 상대의 의견에 대한 존중과 배려, 이해이다. 상대를 잘 이해하기 위해 그의 말을 끝까지 성의 있게 들어주고 그가 제대로 말할 수 있도록 기다려주며 배려한다. 그런 실천을 통해 그들은 서로의 소통과 공감을 이루었다. 그리고 그 기본 전제가 되는 것은 생각과 주관, 진심이 깃든 말하기이다.

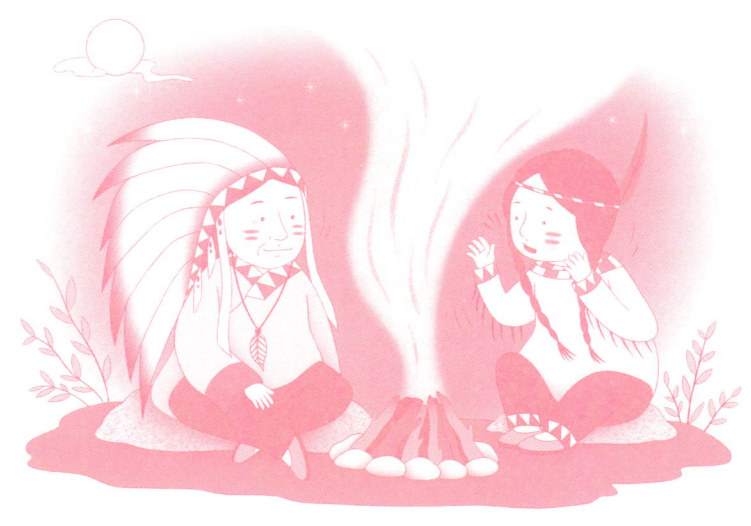

그들은 나무, 풀, 바람과 강물 등 자연과 우주를 이루는 모든 것들이 다 사람과 마찬가지로 영성이 깃든 존재이며, 조화롭게 어울려 살아야 할 친구라고 여겼다. 함께 나누고 평화롭게 공존하기 위해서는 그 구성원 하나하나의 의견과 입장을 존중하고 이해함으로써 서로 공감하고 소통해야만 한다. 그런 면에서 그들의 대화법에 담긴 정신과 이상은 정확하게 보이스 스타일링과 맥을 같이 한다.

호흡으로부터 시작된 보이스 스타일링의 이론들을 소개하며 그것들이 어떻게 태교와 연관이 되는지, 그리고 아이와 부모의 정서적 교류와 공감을 위해 왜 보이스 스타일링이 아니면 안 되는지에 대해 순차적으로 설명해왔다. 태교의 귀결점은 아이를 위한 사랑의 전달이며, 그 핵심에는 태담이 자리한다. 보이스 스타일링은 태교의 취지에 가장 적합한, 태담의 이상적인 방식임도 강조했다. 각 파트의 내용을 차분하게 읽고 실행하며 여기까지 도달한 독자라면 우리의 취지에 충분히 공감했을 것이라 믿는다.

태교의 목적이 사랑을 전하는 것이라면 보이스 스타일링은 그 사랑을 전하는 구체적 방법론을 포함한다. 아이의 미래를 위해 부모는 삶에 있어서 무엇이 가장 중요한지를 전해주어야 한다. 삶의 진정한 지혜란 상대를 배려하고 어울려 사는 것임을 일깨워주어야 한다. 그러기 위해 세상과 올바로 소통하는 법에 대해 알려줄 필요가 있다.

인간에게 있어 소통의 기본적인 도구는 '말'이다. 올바른 듣기와 제대로 말하기는 소통의 출발점이다. 동그라미호흡과 포물선대화 속에는 상대가 하는 말에 귀 기울여 듣고 그에 화답하여 말할 줄 아는 소통의 지혜가 있다.

부모는 세상에 태어난 아이에게 말을 가르쳐주는 첫 스승이다. 언어는 본래 들려오는 말소리를 모방함으로써 습득하게 된다. 엄마 아빠의 말소리는 아기가 따라 하게 되는 말하기의 모범 답안 같은 위상이다. 목소리를 내는 방식, 공명, 조음의 모든 것을 아이는 부모의 말로부터 고스란히 배운다. 만약 부모가 잘못된 발성과 발음을 가졌다면 아이 역시 무심코 잘못된 발성과 발음을 배우게 될 것이다. 그리고 이 점이 바로 보이스 스타일링이 단지 선택사항이 아닌 태담의 필수적인 방식이어야 하는 이유이다.

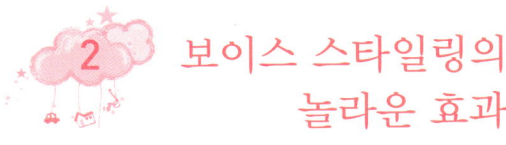

2. 보이스 스타일링의 놀라운 효과

보이스 스타일링을 처음 시작할 때는 음성진단을 위한 상담이 필요하다. 음성진단은 각각의 사람이 지닌 고유한 음성과 말하기 특성을 파악하기 위한 필수적인 과정이다. 보이스 스타일링 전문가인 보이스 스타일러는 편안한 분위기에서 진행되는 상담을 통해 상담자의 장점, 혹은 고치거나 개선해야 할 단점을 파악한다. 그리고 그 결과를 토대로 개별적인 상황에 맞는 교육 방향과 방법을 세운다.

상담이 끝나면 평소 음성과 말하기 방식 그대로 준비된 예문을 읽으며 녹음하는 비포 녹음 순서가 이어진다. 애프터 녹음은 교육 과정 중 수시로 행해진다. 그래야 보이스 스타일링 교육을 받기 전과 후의 목소리와 말이 어떻게 변화되었는지 본인이 직접 확인할 수 있다.

독자의 이해를 돕기 위해 보이스 스타일링을 실행하기 전과 후의 음성 변화가 담긴 비포 애프터 파형분석 이미지를 올려본다. 첫 번째 예시로 실은 것은 김나연 본인의 음성 변화이다.

■ 보이스 스타일링 Before & After

 김나연

본래 나의 타고난 음성은 중음이다. 그럼에도 성우 생활 초기에는 고음 위주의 목소리로 작업을 진행했다. 하지만 밝고 상냥한 느낌, 목소리가 예쁘다는 평가 외에는 이렇다 할 특징이 없었다. 그러다 보이스 스타일링을 통해 중저음의 목소리를 찾은 후 비로소 '나'라는 사람만이 지닌 장점과 개성이 명확해졌다. 맡는 프로그램이나 광고의 성격에 따라 때로 화사하고 밝은, 혹은 고급스럽고 중후한, 또 때로는 무게감 있고 신뢰가 느껴지는 음성을 자유자재로 구사할 수 있게 되었다. 당연히 일의 스펙트럼도 넓어졌다. 다음은 초기 음성과 최근 음성의 변화를 비교한 것이다.

Before

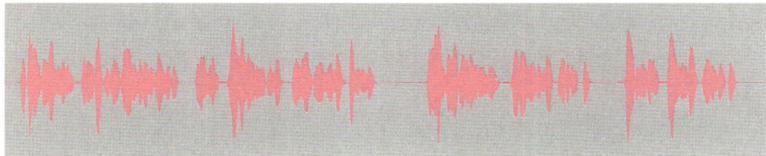

After

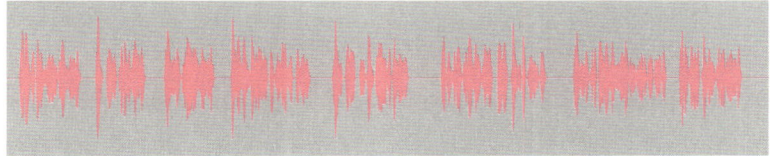

🔊 QR코드를 찍으면 김나연의 비포 애프터 음성을 들으실 수 있습니다.

※ 실제 음성은 《김나연의 보이스 스타일링 센터》 인터넷 사이트의 〈보이스 스타일링 전&후〉, 또는 유튜브 채널 《성우 김나연의 보이스TV》의 〈보이스 스타일링 Before&After〉에서 들어볼 수 있다. 보이스 스타일링에 의해 목소리와 말투가 바뀌게 된 더 많은 이들의 사례가 궁금하다면 같은 채널에 있는 수강생들의 Before&After를 참고해보자. 교육 전과 후의 목소리와 말투를 비교해보면 보이스 스타일링의 효과를 확실히 체감할 수 있다.

위의 두 개 파일은 실제로 내가 방송용으로 녹음했던 음성이다. 두 개의 음성을 비교해서 들어보았다면 느꼈을 테지만, 보이스 스타일링을 훈련하기 전에는 예스러운 독특한 리듬(쪼)과 어색하고 인위적인 말투, 어중간하게 걸쳐진 톤을 억지로 힘을 주어 만들어 말을 했었다. 하지만 애프터는 편안한 호흡에 말이 실리며 말하는 이도 듣는 이도 편안한 안정감 있는 톤이며, 특별히 어떤 말투를 꾸미지 않고 편안하게 말을 한다. 하지만 힘이 느껴지고 신뢰감이 든다. 물론 이렇게 말을 하면 나의 목도 전혀 아프지 않다. 이것이 보이스 스타일링의 힘이다.

> 🙂 선호제
>
> 연기를 전공한 나는 항상 느낌으로 일을 대했었다. 표현해야 할 대상의 성질에 따라 따뜻한 느낌이면 따뜻하게, 밝은 느낌은 한없이 밝게 가야 한다고 생각했다. 하지만 보이스 스타일링을 알고 난 후, 모든 것이 나로부터 시작된다는 사실을 깨달았다. 대상인 객체의 느낌을 강화하는 게 아니라, 내가 주체가 되어 내 안의 진정성에서 비롯된 느낌을 담아야 하는 것이다. 그리고 시청자를 감싸 안으며 대화하듯 소통하는 방식의 중요성을 알게 되었다. 수년간 동그라미호흡을 체화하고 실전에서 자유롭게 쓸 수 있게 되자 확연한 변화가 왔다. 우선 목소리가 커버할 수 있는 반경이 넓어졌다. 다양한 특성의 콘텐츠를 소화할 수 있는 역량도 확장되었다. 무엇보다 스스로의 호흡과 목소리를 알고 어떤 상황에서든 유연하게 조절할 수 있는 흔들리지 않는 자신감을 갖게 된 것이 가장 큰 성과였다. 그 결과 보이스 스타일링을 훈련한 뒤부터는 마치 날개를 단 것처럼 어떠한 녹음을 하든, 누구를 만나 어떤 말을 하든 상관없이 굉장히 자유롭게 상황에 집중하게 되었다.

보이스 스타일링을 통해 얻는 효과는 개인에 따라 천차만별이다. 그중 몇 가지 사례만 살펴보자. 첫 번째는 말에 진정성이 깃들게 된 경우이다. 진명선(가명·51세) 씨는 관상학을 강의하는 강사인데, 보이스 스타일링을 배우게 된 이유가 독특하다. 그분을 가르친 스승의 의견에 따르면 사람은 저마다 사주팔자를 타고 태어나는데, 그보다 한층 위에 있는 게 관상이라 말했다. 하지만 그 관상보다 더 위에 있는 게 목소리라고 한다. 목소리에는 사람의 에너지가 깃들어 있기 때문이다. 명선 씨가 보이스 스타일링을 배우겠다고 마음먹게 된 이유는 바로 그 목소리를 다잡기 위해서였다. 특히 스승이란 분이 강하게 권했다고 한다.

사실 전문가가 아닌 사람이 목소리의 중요성과 삶의 전반에 끼치는 영향력에 대해 깨닫기란 쉽지 않다. 하지만 명선 씨의 말을 듣고보니 '보이스 스타일링을 대하지 않은 상태에서도 그 핵심에 근접했구나.' 싶은 생각이 들었다. 목소리의 출발점은 호흡이다. 호흡을 통해 우주와 생명, 자연의 기운과 소통하는 인체의 기와 에너지는 정확하게 목소리에 그대로 반영된다. 보이스 스타일링을 통해 목소리를 조절할 수 있게 된다는 것은 자기 자신의 주체가 되는 일이다. 사람의 타고난 운세보다 더 위에 있는 것은 그 사람의 생각과 의지일 것이다. 그 생각과 의지가 목소리에 그대로 담겼으니, 목소리를 다잡는 것은 곧 자기 삶의 주인이 된다는 의미와 통한다.

먼저 명선 씨의 음성진단을 해보니 쉰 소리와 함께 잡소리가 많이 느껴졌다. 목소리에서 새어 나오는 잡음은 보통 호흡을 통한 발성과 발음이 이루어지고 있지 않다는 의미이다. 그리고 이는 목소리뿐 아니라 말의 경우도 마찬가지이다. 호흡 위에 말을 얹지 않거나 의식과 몸이 일체화되지 않으면 목소리와 말에 잡스러운 소리가 들어간다. 그 결과 비음 혹은 혀 짧은 소리를 비롯한 비정상적인 소리가 나거나 발음 자체도 부정확해진다.

하지만 그보다 더 문제인 건 목소리에서 감흥이 느껴지지 않는다는 점이었다. 무슨 이야기를 하든 목소리와 말이 건조하게 들렸다. 사람이 말을 하는 이유는 상대의 공감을 얻기 위해서이다. 그러므로 감성이 느껴지지 않는 말은 상대의 마음에 다가가기 어렵다. 그래서 자칫 대화가 겉돌거나 지루하고 일방적인 말하기가 될 수 있다.

이런 경우는 호흡에 말을 얹는 동그라미호흡과 뒤에 다룰 '생각하고 말하기'를 통해 의식과 몸을 일체화하면 또렷한 자기만의 목소리가 완성되며 소리가 명확해진다. 그런데 그런 과정을 통해 잡음만 개선되는 게 아니다. 목소리와 말 자체에도 생기가 감돈다. 본래 자신이 지닌 개성 있는 소리를 되찾으면서 말에 진심이 담기기 때문이다.

보통은 몇 차례의 강의만으로도 소리는 현저히 나아진다. 하지만 명선 씨의 경우는 개선이 더딘 편이었다. 관상학 강의로 시간을 내기가 힘들어 일주일에 한 차례만 일대일 수업을 진행했기 때문이다. 보이스 스타일링을 몸에 체화하기 위해서는 각 과정의 수업을 마친 후 꾸준한 연습이 필요하다. 하지만 명선 씨 개인 사정상 수업 시간에만 연습을 하다보니 진척이 더딜 수밖에 없었다. 결과가 나오지 않으면 가르치는 쪽에서도 진이 빠지기 마련이다. 그렇게 변할 것 같지 않은 날들이 흘러갔다. 그래도 수업만은 한 번도 빠지지 않고 매주 꼬박꼬박 이어갔다.

그러던 어느 날이다. 드디어 반가운 소식을 듣게 되었다. '혹시 낭송하세요?'라고 주변에서 물어본다는 이야기를 들었다. 또 '목소리에 영혼이 담겨 있어요.'라는 말 역시 자주 듣게 되었다고 명선 씨는 말했다. 더욱 놀라운 것은 표정의 변화이다. 본래 명선 씨는 사진을 찍을 때도 표정이 없는 편이었다. 그런데 어느 순간부턴 사진 속에서 명선 씨 혼자만 활짝 웃고 있다. 자기만의 목소리와 말을 완성한다는 건 그런 것이다. 명확한 발음이 체화되면서 몸과 마음에 활기가 돌고, 그것이 결국 표정과 행동을 변화한다. 보이스 스타일링은 그처럼 목소리와 말을 바로잡는 과정을 통해 자아를 찾게 만들고 삶 자체를 변화시키는 획기적인 방식이다. 명선 씨가 처음 들려주었던 이야기처럼 관상보다 더 위에 있는 것은 목소리이다. 목소리의 변화가 결국은 관상까지 바꾸었으니 말이다.

다음은 보이스 스타일링 전과 후의 목소리 변화를 담은 진명선 씨의 파형이다. 수업을 시작하기 전, 지저분하게 들쑥날쑥하던 파형이 보이스 스타일링이 체화되며 눈에 띄게 깔끔해졌다.

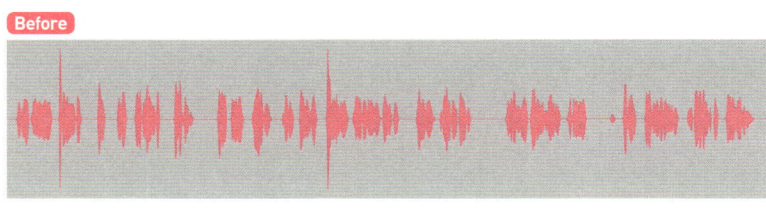

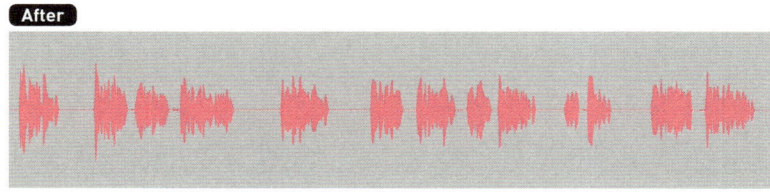

두 번째는 '중저음 찾기'로 본래 목소리가 지닌 매력이 살아난 경우이다. 서윤아(가명·28세) 씨는 쇼핑호스트이다. 쇼핑호스트는 순발력 있는 진행으로 시청자의 욕구를 자극하여 구매를 유도해야 한다. 홈쇼핑은 대부분 생방송으로 진행되기 때문에 목소리와 말에 흡인력을 갖추지 않으면 안 된다. 하지만 몇 년간 똑같은 방송을 하다보니 윤아 씨는 자신의 목소리가 질리고 싫어졌다. 콧소리와 함께 목소리가 지나치게 방방 위로 뜬 느낌이 들었다.

고민 끝에 윤아 씨는 좀 더 안정된 목소리로 시청자에게 신뢰감을 주고 싶다는 바람에 보이스 스타일링 센터의 문을 두드렸다. 첫눈에 보기에도 참 예쁜 친구였다. 그런데 윤아 씨의 음성진단 결과 본인의 본래 목소리보다 더 높은 소리를 내기 위해 주로 비음에 의존하고 있었다. 가끔 듣기에 비음은 애교 있게 느껴지지만 오래 들으면 들을수록 듣기 거북해진다. 호흡이 담기지 않아 성의 없이 말한다는 오해도 받을 수도 있다.

윤아 씨에게는 동그라미호흡과 함께 성대 전체를 써서 말을 하는 습관을 들이도록 지도했다. 그 결과 성대를 울린 호흡이 구강을 통해 정상적으로 조음되어 밖으로 빠져나가면서 말에 콧소리가 개입될 여지가 없어졌다. 그러면서 자연스레 본인에게 맞는 적절한 중저음을 찾을 수 있었다. 기초 이론을 습득한 후에는 윤아 씨의 직업 특성을 고려한 맞춤형 실전 수업을 진행했다. 보이스 스타일링을 배우기 전에 윤아 씨가 녹화해둔 예전의 생방송 멘트들과 앞으로 방송할 멘트들을 텍스트로 만들어 보이스 스타일링 방식으로 다시 녹음해보는 것이다.

바로 뒤에 나올 예정이지만 간략히 설명하겠다. 키워드 찾기와 함께 문장분석을 해보면 본인이 했던 말의 구조가 그대로 드러난다. '언제, 어디서, 누가, 무엇을, 어떻게, 왜'라는 육하원칙에 비추어 어떤 말이 중심이고 또 어떤 말이 불필요한 수식어인지 알게 되는 것이다. 그리고 그런 과정을 통해 윤아 씨는 왜 매출이 생각만큼 안 나왔었는지 알게 되었다고 한다. 콧소리와 함께 지나치게 수식어가 많았던 멘트의 허점을 발견하게 된 것이다.

윤아 씨는 수업 과정을 곧잘 따라왔고. 매시간마다 확연히 달라지는 모습을 보였다. 또 10강 전체를 모두 배운 후에도 다시 처음부터 강의를 들을 만큼 열성적인 친구였다. '원장님, 저 좀 제대로 만들어주세요. 저 버리시면 안 돼요.'라며 애교 있게 매달리는 동그라미호흡의 절대적인 수제자이기도 하다.

윤아 씨의 목소리 변화를 먼저 눈치챈 건 주변 사람들이다. 최근엔 모르는 MD에게서 종종 전화가 걸려온다고 한다. 그들 모두가 갑작스레 바뀐 윤아 씨의 목소리와 말투에 대해 궁금해한다고 했다. 비결을 궁금해하는 사람은 그들만이 아니다. 심지어는 윤아 씨의 어머니조차 "거기가 어디냐? 나도 배우고 싶다!" 말하며 보이스 스타일링에 호감을 지니게 되었다고 한다.

윤아 씨의 보이스 스타일링 전후 파형을 비교해보자. 비음 위주의 높은 소리이던 윤아 씨의 비포 음성이 애프터 음성에서는 중저음으로 바뀌었다. 그림만으로도 그 차이가 확연히 보일 정도이다.

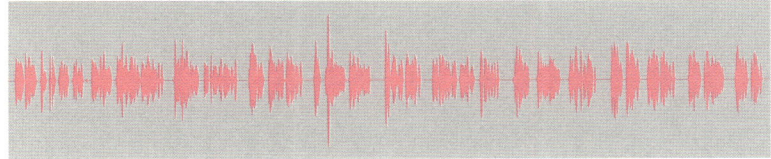

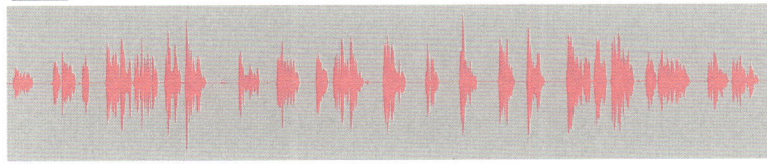

　세 번째는 말버릇으로 굳어진 정형화된 말투를 고친 경우이다. 한진영(가명·23세) 씨는 아나운서 지망생이다. 그런데 안타깝게도 보이스 스타일링 센터에 처음 방문해서 음성진단을 받았을 때는 목소리에 그 어떤 개성도, 특징도 찾기가 어려웠다. 쉰 소리가 많이 섞이고, 말투에 이상한 '쪼'까지 배어 있었다.

　'쪼'는 틀에 박힌 이상한 말투나 개인이 지닌 특유의 어조를 속되게 일컫는 방송 현장 용어이다. 쪼의 가장 흔한 예는 특정 직업에 종사하는 사람들을 떠올릴 때 연상되는 부자연스러운 말투 같은 것이다. 진영 씨 입에 밴 쪼는 우리가 아나운서 어투라고 부르는, 틀에 박힌 말투였다. 학원에서 가르쳐주는 말하기 기술이 완전히 입에 익어버린 것이다. 개개인의 성향을 고려하지 않은 획일화된 말투는 차라리 배우지 않는 편이 낫다. 쪼가 입에 배면 없애기 힘들기 때문이다.

진영 씨의 경우, 어색한 억양과 인위적으로 만들어내는 말소리를 고치기 위해 무진 애를 썼다. 동그라미호흡은 어떤 경우든 결국은 제자리를 찾아가게 만든다. 편법이나 요령이 깃든 말하기라 해도 복식호흡의 날숨 위에 말을 얹는 목소리와 말의 정석을 따라가다 보면 언젠가는 바르게 고칠 수 있다. 그런 과정을 통해 자연스러운 발성과 발음은 물론 스스로의 개성을 찾을 수 있다.

진영 씨의 비포 애프터 음성을 비교해서 들어본 이들은 모두 깜짝 놀란다. 쪼가 붙었을 때는 전혀 느낄 수 없었던 그녀만의 음성 매력이 살아났기 때문이다. 보이스 스타일링 훈련을 거치며 진영 씨는 이제껏 한 번도 들어보지 못한 그녀 자신의 음색을 발견하였다. 보이스 스타일링 전후의 음성 파형에서도 음색의 차이를 드러내는 파동의 변화가 두드러짐을 알 수 있다. 참고로 비포와 애프터 파형에서 파동의 위아래 폭에 차이가 나면 소리의 크기가 달라졌음을 알 수 있다. 진동하는 수에 차이가 있다면 소리의 높낮이가 달라졌다는 의미이다.

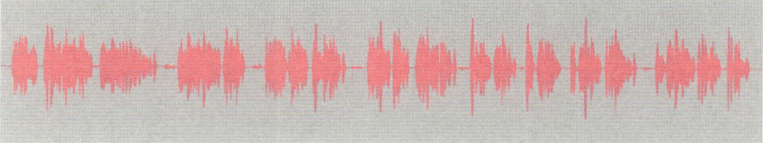

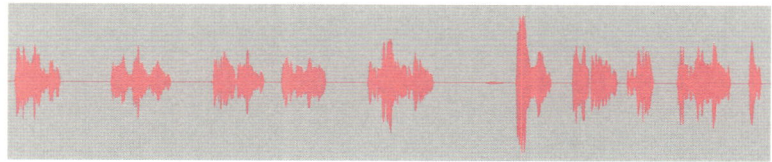

　네 번째는 오래된 사투리가 없어진 사례이다. 스포츠 강사인 강신재(가명·52세) 씨는 달인을 소개하는 TV 프로그램에 출연했던 이력이 있다. 그는 수상스포츠 분야에서 자신만의 독특한 장기를 자랑하는 분이었다. 학생들을 가르치는 그는 강의에 전달력을 갖추고 싶어 보이스 스타일링을 배우기 시작했다. 하지만 경남 내륙 지역 출신인 신재 씨의 사투리는 워낙 강했다. 경상도 사투리를 잘 모르는 사람이라면 무슨 내용을 말하는지 정확히 이해하기 힘들 정도였다.

　보이스 스타일링의 가장 극명한 효과 중 하나가 바로 사투리의 교정이다. 키워드를 중심으로 한, 자간 좁히기 방식으로 말을 하면 제아무리 변화무쌍한 사투리 억양일지라도 끼어들 틈새가 사라진다. 그 결과 말이 다림질이라도 한 것처럼 반반하게 펴진다. 보이스 스타일링 이론에서 본다면 당연한 결과이다. 그런데 좀처럼 바뀔 것 같지 않던 사투리가 사라진 사람들 모두는 자신의 달라진 말투를 신기해했다. 강신재 씨 역시 마찬가지였다. '아니, 내, 내가 어디 갔어?'하며 자신의 말투 변화를 경이로워했다. 밑의 파형을 참고하여 강신재 씨 말투의 변화를 확인해보자.

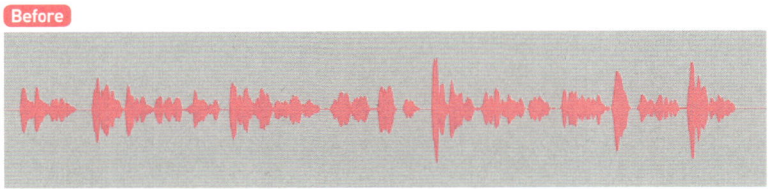

Before

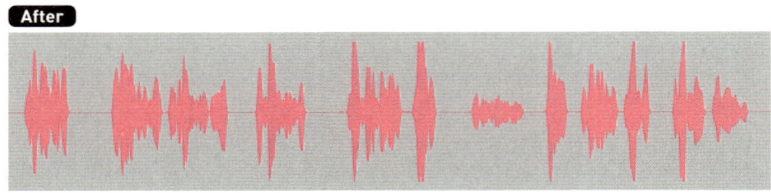

After

다섯 번째는 목소리의 볼륨감이 현저하게 커진 경우이다. 조준형(가명·35세) 씨는 조회 수가 수백만 이상을 기록하는 잘나가는 유튜버이다. 준형 씨는 무엇이든 열심히 배우려는 성실성과 소탈한 성격으로 사람을 끄는 친구였다. 하지만 음성진단을 해본 결과, 목소리가 작고 여리며 말투에 교과서를 읽는 듯한 쪼가 엿보였다.

게다가 호흡도 짧은 편이었다. 호흡이 짧아 한 호흡에 필요한 만큼의 말을 싣는 게 어렵다보니 말이 중간에 끊기곤 했다. 준형 씨는 자신의 구독자에게 목소리로 리뷰를 전하는 형식을 사용하고 있다. 그러나 짧은 호흡은 준형 씨의 말에 집중하는 데 방해가 될 수 있다. 구독자와 조회 수 상승을 위해서는 보다 안정적인 호흡 확보가 필요했다.

집중적인 동그라미호흡 훈련은 준형 씨의 호흡량 늘리기에 큰 도움이 되었다. 동그라미호흡의 기본인 복식호흡을 하면 가슴호흡에 비해 공기를 흡입하는 양이 훨씬 늘어나게 된다. 또한 '스-'하고 숨을 조절하며 내뿜는 연습을 통해 자신의 의도대로 호흡을 말에 적절히 배분할 수 있게 된다. 기본 훈련을 마친 후에는 구강 PT로 발음기관을 단련하여 조음의 정확도를 기하고, 호흡압력 훈련으로 강한 톤의 소리를 내도록 해주었다.

이와 같은 훈련의 결과는 놀라웠다. 소년처럼 여리던 음성에 강력해진 호흡 에너지가 깃들며 목소리 톤 자체가 굵고 볼륨감이 커지게 되었다. 발음 역시 한결 또렷해져서 전달력이 향상되었다. 그리고 마치 성우처럼 목소리와 말에 인상적인 느낌을 담을 수 있게 되어 자신만의 독특한 음성적 매력을 갖추게 되었다. 말투 어딘가에 아직 쪼가 살짝 엿보이긴 하지만, 수업을 받기 전과는 천지 차이이다. 꾸준한 연습이 뒷받침된다면 아마 완벽하게 수정할 수 있으리라 믿는다.

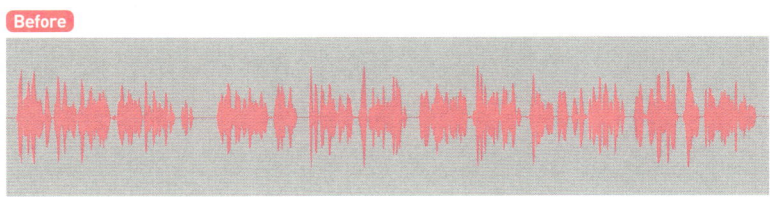

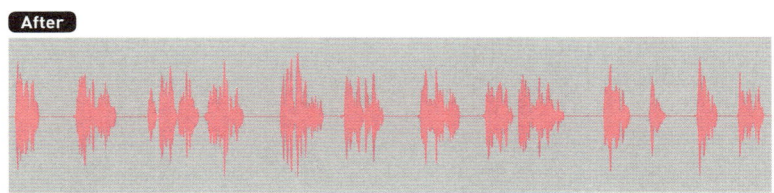

이처럼 사람에 따라 보이스 스타일링의 각기 다른 효과를 얻게 된다. 이 중 공통점을 찾자면 크게 두 가지로 요약할 수 있다. 하나는 자기 수련 효과이다. 이에 대해서는 동그라미호흡의 명상 효과를 소개하며 함께 언급했었다. 그리고 다른 하나는 목소리와 말투의 교정이다.

한 사람의 정체성과 개성을 규정하는 요소는 여러 가지가 있다. 사람들은 우선 그 사람의 외모를 꼽을 것이다. 또 그 사람만이 지닌 특이한 행동도 있고, 그가 쓴 글을 통해 생각의 방식을 엿볼 수도 있을 것이다. 혹 그가 예술가라면 그의 작품이 그를 대신 말해 줄 것이다. 좋아하는 물건, 집을 장식한 가구들로 취향이 짐작되기도 한다. 그런데 이 중 감각에 바로 와닿으면서 즉각적으로 그 사람을 파악할 수 있는 요소가 있다. 바로 목소리와 말투이다.

　외모가 눈을 사로잡는 아름다운 포장지 같은 거라면, 목소리와 말투는 포장지를 풀어보는 순간 드러나는 날것의 내용물에 비유할 수 있다. 잘생긴 외모에 호감이 갔지만, 그가 입을 열어 말을 하는 순간 환상이 깨졌던 경험이 여자들 대부분에게 있을 것이다. 반대로 수수하고 눈에 띄지 않는 사람의 점잖고 신뢰감 있는 말투에 그를 다시 바라보게 된 경험도 있을 것이다. 흔히 신 스틸러라 불리는 배우 중에 그러한 유형에 속하는 경우가 많다. 신 스틸러는 극 속 주인공이 아님에도 관객이나 시청자의 눈길을 끄는 존재를 말한다. 이는 그 사람이 그만큼의 매력을 지녔다는 뜻이다.

　그렇다면 왜 그런 현상이 일어나는 걸까. 사실 이 답의 일부는 목소리와 호흡의 관계 속에 있다. 목소리와 말에 몸과 마음의 상태가 반영된다는 내용을 상기해보자. 그렇다면 말투는 어떨까. 말투란 말을 하는 버릇이나 생김새, 혹은 됨됨이를 말한다. 말투에는 말하는 사람의 의식, 신체적 특징뿐 아니라 성격과 심리상태가 고스란히 들어 있다. 또 출신지, 성장배경, 직업, 사회적 위치 등 여러 가지 사회 환경적 특성이 담긴다. 그를 둘러싼 가정, 학교, 사회 등 주변의 언어 환경도 말투에 영향을 준다.

말투가 중요한 이유는 그것이 한 사람의 정체성을 직관적으로 규정할 수 있기 때문이다. 말투는 사람의 심성과 인품을 그대로 드러낸다. 사람의 뇌는 아주 복합적인 요인들을 종합해서 상대의 개성을 판별한다. 특히 인상이나 심성, 인품 같은 추상적 개념들일수록 다양하고 총체적인 상대의 면면을 고려한 결과이다. 어찌 보면 모호한 판별 기준 같지만, 그 위력은 생각보다 날카롭고 강렬하다. 가령 수많은 비리를 감춘 이의 감언이설 속에서 우리는 본능적으로 어딘가 석연치 않은 느낌을 받는다. 달콤한 말이 눈이나 귀를 잠시 속일 수는 있어도, 뇌가 종합해낸 '감'이 그것을 용납하지 못하는 것이다.

보이스 스타일링의 가장 두드러진 효과는 말투의 교정이다. 심지어 사투리도 고칠 수 있다. 뒤에서 설명할 키워드 중심의 자간 좁히기는 잘못된 말버릇이 들어올 틈을 없애준다. 그 결과 말투의 교정이 저절로 이루어진다. 콧소리, 목쉰 소리, 혀 짧은소리도 사라지게 된다. 이런 소리는 대부분 잘못된 호흡과 발성, 조음 방식 때문에 생겨난다. 하지만 말하기호흡의 원리대로 복식호흡을 이용하여 제대로 말을 하면 한순간에 말투가 바뀌게 된다.

말투를 교정하면 신기하게도 사람이 바뀐다. 성격이 교정되기도 한다. 성격, 혹은 또 다른 환경적 요인들에 의해 생겨난 말의 습성과 버릇이 말투를 고침으로써 역으로 성격을 개선하는 결과를 가져오기 때문이다.

보이스 스타일링이 주는 명상 수련 효과, 목소리와 말투의 교정 효과를 다른 말로 표현하자면 자기정화와 힐링이라 말할 수 있다. 보이스 스타일링의 첫 단계인 말하기호흡을 배워 자신의 목소리를 찾은 사람들은 한결같이 경이감에 빠진다. 이제까지는 몰랐던 자신의 진짜 목소리에 눈물을 흘리기도 한다. 자신의 참된 목소리와 만난다는 건 그렇게 감격스러운 일이다. 그런데 그 눈물은 감정적 반응에만 국한되지 않는다. 그가 흘린 눈물 안에는 나의 정체성을 재발견하게 된 인간적인 성숙과 성장, 그리고 지난 세월에 대한 심리적 치유의 의미가 있다.

또 말투의 교정 효과는 사람을 변화시키는 데서만 끝나는 게 아니다. 그런 말투를 구사할 수밖에 없도록 만든 어릴 적 상처나 트라우마가 치유되는 놀라운 경험도 하게 된다. 보이스 스타일링을 처음 대한 사람들이 자신의 목소리에 눈물을 흘릴 수밖에 없는 이유도 거기 있다.

우리네 어머니들은 흔히 '정한수'라고 불리는 정화수를 떠놓고 자식의 건강과 성취를 기원했다. 정화수는 이른 새벽에 길어 올린 차고 깨끗한 물을 말하는데, 기도를 올리기 전에는 반드시 목욕재계를 한다. 몸과 마음을 정갈히 하고, 순정한 기운을 상징하는 맑은 물 앞에 서야 간절한 기원이 하늘에 통한다고 믿었기 때문이다.

태교를 행하는 자세도 그처럼 맑고 깨끗한 몸과 마음이 아니면 안 될 것이다. 보이스 스타일링을 통한 말투의 교정은 그 자체가 스스로를 정화하는 일이다. 상처는 치유되며, 매사 너그럽고 긍정적인 시각을 갖게 된다. 품성 역시 맑아진다. 그런 면에서 보이스 스타일링을 통한 자기정화는 아기와 만나기 위해 꼭 필요한 준비과정 중 하나이다.

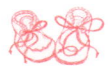

3 '생각하고 말하기'와 낭독훈련

보이스 스타일링 교육은 모두 다섯 개 과정으로 이루어졌다. 첫 번째는 말하기호흡을 통한 호흡리듬 찾기이다. 두 번째는 상대를 배려하는 동그라미호흡에 말을 싣는 과정이다. 세 번째는 말을 나누는 상대와 공감과 소통을 이루는 포물선대화이다. 이 세 가지 과정이 보이스 스타일링의 기본 이론이라면, 그다음 두 개의 과정은 실질적인 훈련과 적용 순서이다. 그중 이번 장에서 다룰 네 번째 과정은 제대로 말하기 실천을 위한 각종 훈련이다. 여기에는 '생각하고 말하기'와 낭독훈련, 감정훈련이 포함된다. 그리고 맨 마지막인 다섯 번째 과정은 보이스 캐릭터의 완성이다. 이 과정에서는 각각의 필요 상황에 따라 목소리를 최적화할 수 있는 실질적인 훈련이 이루어진다.

   음성진단과 음성녹음을 통해 자신의 목소리와 말투에 담긴 장점과 단점을 파악했다면 그다음부터는 본격적인 호흡법을 배우게 된다. 보이스 스타일링의 출발점인 말하기호흡과 핵심 이론인 동그라미호흡, 보이스 스타일링의 지향점이 담긴 포물선대화에 대해서는 앞에서 이미 살펴보았다. 충분한 연습을 통해 동그라미호흡 체화를 느끼면 제대로 말하기를 위한 '생각하고 말하기'와 낭독훈련이 이어진다.

   '생각하고 말하기'란 무엇일까? 사람들은 평소 별다른 생각 없이 말하는 경향이 있다. 빨리 말하는 게 습관화되어 그럴 수 있다. 우리 사회 자체가 빠른 대답을 요구하며, 뭐든지 빨리빨리 해내지 않으면 안 되는 분위기이다. 그래서 말을 할 때도 일단은 아무 말이든 꺼내본다. 그리고 말을 뱉은 후에야 자신이 한 말을 뒤늦게 생각한다. 그 말이 이치에 안 맞거나 상대에게 실례되는 말이었다면 뒤늦게 수습하느라 진땀을 흘린다. 성의가 없어서 그럴 때도 있다. 정신은 다른 데에 있고 몸만 대화에 참여하는 경우가 그러하다. 내 앞의 사람에게 집중하지 않으니 건성건성 대답할 수밖에 없다.

   어떤 경우든 생각 없이 말하는 것은 제대로 말을 하는 게 아니다. 잠시 기억을 되살려보자. 앞에서 우리는 말의 본질에 대해 살펴본 적이 있다. 말이란 '생각과 느낌을 표현하고 전달하기 위해 조직적으로 만들어내는 목의 소리나 음성기호'였다. 제대로 말하기는 '말의 본질'에 충실한 말하기임을 강조했었다. 생각이나 느낌 없이 말을 하는 것은 말의 본질과는 먼 '말이 아닌 말'을 하는 것이다.

그렇다면 말의 본질에 충실한 제대로 된 말을 하기 위해 우리는 어떻게 해야 할까. 생각보다 간단하다. 말이 이루어지는 순서를 지키면 된다. '생각하고 말하기'란 말 그대로 '생각을 먼저 하고 말을 한다.'라는 의미이다. 만약 무엇에 관한 이야기를 하고 싶다면 먼저 그 대상에 대해 파악해야 한다. 대상을 자세히 분석하거나 그에 대한 총체적 인상을 종합하여 자신만의 생각으로 바꾸는 과정이다. 그다음으로는 그렇게 획득한 내 생각에 어떤 의도를 담아 말할 것인지 결정해야 한다. 그 과정이 끝나면 전달력에 대해 고민해보는 단계이다. 어떤 단어를 선택하고, 어떤 부분을 강조해야 내 생각과 의도가 말을 듣는 상대에게 효과적으로 전달될지 치밀하게 고려하고 선택해야 한다.

이때 대상에 대해 어떤 느낌이 있다면 말로 하기 전 자기도 모르게 표정부터 변할 것이다. 그리고 그에 대한 즉각적인 반응으로 태도와 행동의 변화가 먼저 일어난다. 말은 그런 과정이 모두 끝난 후에 맨 마지막에 하는 것이다.

생각하고 말하기를 설명할 때 우리가 자주 쓰는 예시가 있다. 펜에 관한 이야기이다. 예를 들어 눈앞에 펜이 하나 떨어져 있다고 가정한다. 펜을 보자마자 "어, 펜이 떨어져 있네?" 말로 반응한다면 어떨까. 이때 한 말은 진정한 말이라고 할 수 없다. 아무 생각 없이 내뱉은 신체적 반응이기 때문이다. 또 그 말 안에는 말을 한 당사자의 진심이나 생각이 들어 있지 않기 때문이다.

하지만 말보다 먼저 펜에 대해 궁금증이 앞서는 경우를 상상해보자. 펜이 누구의 것인지, 내가 모르는 어떤 사연으로 여기 떨어진 건지 잠시나마 펜에 대한 생각을 집중해본다. 그러면 저도 모르게 표정이 먼저 변할 것이다. 고개를 갸웃거리는 동작이 뒤따를 수도 있다. 이어서 펜을 집어 들며, "어, 펜이 떨어져 있네?" 말해보자. 똑같은 말이지만 앞서 예를 든 즉각적인 반응과는 전혀 다른 뉘앙스를 줄 것이다. 앞의 말이 반사적 행동에 의한 말뿐인 말이라면, 뒤의 말에는 말하는 이의 느낌과 생각, 행동이 모두 담겨 있다. 말하는 이의 진정성이 담기게 되는 것이다.

이게 만약 혼자만의 독백이 아니라 다른 사람과 나누는 대화 중에 벌어진 일이라 생각해보자. 당연히 전자보다 후자의 말이 듣는 사람에게 훨씬 임팩트 있게 다가갈 것이다. 더욱이 그 상대가 배 속의 태아라고 생각하면 그 필요성이 더욱더 절실히 체감될 것이다. 소음처럼 흘러가는 무심한 부모의 말과 사물과 상황에 대한 느낌과 궁금증, 호기심이나 의견이 담긴 말 중 어느 쪽이 태아에게 더 진정성 있게 다가갈까. 그 대상을 직접 눈으로 보거나 만져볼 수 없는 아이는 부모의 어떤 말에서 더욱 생생한 감동을 받을 수 있을까.

생각하고 말을 하게 되면 말을 하는 이유와 목적에 충실한 제대로 말하기가 가능해진다. 말이란 별 뜻 없이 발하는 단순한 언어적 반사가 아니라 화자의 느낌과 생각을 담아 상대의 공감을 얻고자 하는 조직적인 행위이기 때문이다. 결론적으로 '생각하고 말하기'란 말의 순서를 바로잡아 제대로 말할 수 있게 해주는 올바른 말하기 방식이다.

보이스 스타일링에서는 '생각하고 말하기'를 네 단계로 나누어 순서대로 실행한다. 그 첫 번째는 키워드 찾기와 문맥 이해하기, 두 번째는 의도 담기, 세 번째는 느낌 추가하기, 마지막 네 번째는 그림 그리기이다. 이중 키워드 찾기와 문맥 이해하기, 의도 담기 과정까지는 전달력을 확보하기 위한 기본 단계이다. 그리고 느낌 추가하기와 그림 그리기 과정은 말에 감성을 담아 표현하는 심화 단계이다.

생각하고 말하기의 각 단계를 말을 할 때가 아니라 문장을 읽을 때로 상정한 것은 설명의 편의성을 위해서였다. 말을 할 때도 머릿속에서는 이와 똑같은 순서대로 이루어져야 한다. 그 같은 사실을 염두에 두고 각각의 단계에 대해 자세히 살펴보자.

🎓 생각하고 말하기

❶ 키워드 찾기와 문맥 이해하기

문장을 처음 대하면 제일 먼저 '키워드'를 찾아야 한다. 키워드란 문장 속에서 내가 강조하고 싶은 말이다. 보이스 스타일링에서는 주로 문장의 주체 역할을 하는 체언(명사, 대명사, 수사)을 키워드로 잡는다. 주체의 움직임과 상태, 성질을 표현하는 용언(동사, 형용사)을 키워드로 삼을 때도 있다. 관계언인 조사는 체언에 붙어 그것이 다른 문장 성분과 맺는 관계를 표시하는 의존적 역할을 하므로 강조하지 않는다. 용언이 활용할 때도 변하는 부분인 어미보다 변하지 않는 부분인 어간에 말뜻이 깃들어 있으므로 어미에 강세를 두지 않는다. 이때 조사나 어미를 강조하면 말에 어색한 '쪼'가 생긴다.

키워드만 강조해서 말을 해도 말 전체에 강약의 변화와 포인트가 생긴다. 반대로 키워드 강조가 빠진 말은 생명력이 없다. '저기 아기가 있다.'라는 문장을 예로 들어보자. 이 문장에서 키워드는 '저기'와 '아기'이다. 키워드를 강조해 읽는다면 '저기 아기가 있다.' '저기', '아기'라는 단어를 보다 확실하게 발음하게 된다. 그 결과 듣는 사람은 문장의 중심 내용인 '저기', '아기'가 단번에 귀에 들어온다. 하지만 키워드를 무시하고 읽으면 평이하고 특징 없는 말이 된다. '저기 아기가 있다.'처럼 문장 전체에 강조될 경우 역시 중심이 없으면서도 듣는 이의 귀를 피곤하게 만든다. 키워드를 강조해 읽으면 문장의 의미를 명확하게 전달할 수 있다. 그것이 바로 키워드의 힘이다. 키워드 찾기 훈련을 거듭하면 문장 속의 키워드가 한눈에 들어오게 된다.

중심이 되는 체언이나 용언, 즉 키워드를 찾으면 그다음 순서는 문맥 이해하기이다. 문맥 이해하기는 육하원칙을 통해 문장이 말하고자 하는 바를 알아내는 과정이다. 방법은 키워드를 중심으로 관련된 단어를 하나의 의미군으로 묶어주면 된다. 이때 문장을 앞에서부터 읽어나가는 게 아니라 맨 끝부분부터 살펴보는 것이 효율적이다. 우리말은 서술어가 문장의 끝부분에 오기 때문이다. 그런 이유로 보이스 스타일링의 문장분석은 문장의 끝에서 시작하여 거꾸로 거슬러 올라오며 이루어진다. '언제, 어디서, 누가, 무엇을,

어떻게, 왜'의 육하원칙대로 문장을 분석해가며 글의 맨 앞부분까지 오면 문장 전체의 내용이 무슨 의미인지 알게 된다.

키워드 찾기와 문맥 이해하기를 마치면 문장 전체를 꿰뚫어볼 수 있는 눈이 생긴다. 그에 따라 문장에 대한 내 관점과 생각도 생겨난다. 사실 문장에 담긴 생각은 내 생각이 아니다. 작가의 의견이다. 그것을 내 관점과 생각의 필터를 통해 걸러내고 재구성하는 것이 문맥 이해하기의 효용이다. 문맥 이해하기는 문장 전체를 머릿속에 각인시키는 효과가 있다. 문장의 구조는 물론 세부 내용까지 모두 파악된 상태이므로 굳이 문장을 암기하지 않더라도 잊어버리지 않게 된다. 문장을 읽을 때가 아니라 대화를 나누는 상황이라면 상대방이 하는 말의 핵심을 파악해보는 과정이다.

❷ 의도 담기

두 번째 단계는 의도 담기이다. 의도 담기란 문장을 올바르게 파악한 후 생긴 나만의 의견을 말에 담는 과정이다. 대화 속에서는 상대의 말에 대한 내 의견을 말하는 순서를 말한다.

의도란 의지가 담긴 생각이다. 문장을 읽거나 말을 할 때의 내 의도는 듣는 이에게 내 생각을 전하고 공감을 얻기 위해서이다. 상대의 말을 듣고 생긴 내 생각은, 내가 말로 전달할 때는 '의도'가

되어 말에 스미게 된다. 생각이 선행되지 않는 말은 본질이 담기지 않는 신체적 반사작용일 뿐이다. 내 생각을 전하고자 할 때는 말에 자발성이 깃든다. 내 생각을 이해해줬으면 하는 간절함을 담게 된다. 내 말이 상대에게 좀 더 잘 전달될 수 있도록 말의 속도나 강약을 조절하게 된다. 나만의 말투로 말에 소탈한 진정성을 담게 된다.

❸ 느낌 추가하기

말의 효용은 정확한 의미 전달에만 있는 게 아니다. 나만의 느낌을 담아야 듣는 이에게 더 생생하게 다가간다. 느낌을 담는 1차적 방법은 단어의 취사선택이다. 각각의 단어는 고유의 의미와 뉘앙스를 지닌다. 예를 들어 '사랑', '행복', '기쁨' 같은 단어는 매우 따뜻하고 밝은 느낌을 준다. 반면 '미움', '불행', '슬픔' 등은 차갑고 어두운 느낌을 준다. 어떤 단어를 골라 표현하느냐에 따라 말 전체의 분위기가 달라진다.

글을 쓸 때는 단어의 취사선택만으로도 글쓴이의 정서를 전달할 수 있다. 하지만 말의 경우는 다르다. 듣는 이의 감각에 직접 호소하는 특징으로 인해 단어 자체의 느낌만으로는 부족하다. 단어 자체의 뉘앙스 위에 나만의 느낌을 담아 전해야 말이 맛깔나게 살아난다. 다른 누구의 감정이 아닌 나만의 정서가 전달된다. '느낌 추가하기'란 그처럼 기존의 단어가 지닌 어감에 내 느낌을 추가하여 말하는 방식을 말한다. 느낌 추가하기를 다른 말로 하면 '연기'이다.

'연기'라는 단어에서 '가짜로 꾸며낸 어떤 것'을 연상하는 사람도 있을 것이다. 실생활 속에서 누군가 연기를 한다고 하면 일단은 부정적인 생각이 든다. 하지만 드라마나 영화 속 주인공의 연기에는 거부감이 없다. 오히려 몰입하여 함께 웃고 울게 된다. 그렇다면 그 차이는 무얼까. 일상 속에서 무언가를 꾸미는 것에는 진정성이 결여되었다고 생각한다. 그러나 연기자들은 자신의 삶이 쌓아 올린 진정성을 담아 역할에 몰입한다. 그 결과 극 속 인물의 본질에 완벽히 동화된다.

소설 역시 허구이지만 그 안에는 삶의 본질에 대한 성찰이 깃든다. 독자가 공감하는 것은 바로 그런 본질적 측면이다. 그리고 관객이나 시청자 역시 극 속 캐릭터의 진정성과 개연성 있는 인물이 보여주는 인간적 진실에 공감하는 것이다. 이러한 전폭적 공감을 가능하게 하는 것은 혼신을 다하여 몰입하는 배우의 진심과 진정성 덕분이다. 결국 느낌 추가하기, 즉 연기란 진정성 담기의 또 다른 이름이다.

❹ 그림 그리기

　말하는 이의 느낌을 더욱 잘 전달하기 위해서는 실체화, 혹은 형상화가 필요할 때도 있다. 느낌을 묘사할 때 쓰는 대부분 단어는 실체로 보여주기 힘든 관념어이다. 예를 들어 '그리움'이라든지 '서러움', '서글픔' 같은 단어는 느낌에서 느낌으로만 전달되는 추상적 성향을 지닌다. 그러한 단어들은 말하는 이도 모호한 감정을 담아 표현하게 되고, 듣는 이도 상대방이 무엇을 말하려 하는지 이해하지 못할 때가 많다. 추상적인 느낌을 전할 때는 시각, 청각, 촉각 등 오감에 닿는 감각적인 경험과 접목한 묘사가 상대에게 현실적으로 다가간다. 그러기 위해서는 말하는 사람 스스로가 자신의 느낌을 구체적인 그림으로 그려봐야 한다.

　가령 '쓸쓸함'을 말하자면 늦가을 저녁의 가로등 불빛을 그려볼 수 있다. '그리움'에 대해서는 봄비 속으로 가물가물 멀어져가는 기차를 떠올릴 수 있을 것이다. 내가 보고 듣고, 감촉으로 느낀 그대로를 그림으로 그리면 된다. 말은 그런 과정까지 모두 끝난 후 맨 마지막에 오는 것이다.

　생각하고 말하기 방식과 함께 제대로 된 말의 순서를 알고 난 후에는 본격적인 낭독훈련이 이어지게 된다. 낭독훈련이란 말을 잘하기 위한 연습 과정이다. 실제로 사람과 대화를 나누며 말하는 방식을 훈련하면 좋겠지만 이는 현실적으로 쉽지 않다. 몇 개의 상황을 가정하여 연습한다 해도 실제 상황에서는 실질적인 도움이 되지 않는다. 일상 속 모든 대화는 각각의 경우에 따라 상황과 내용이 저마다 달라지는 실전이기 때문이다. 그래서 보이스 스타일링에서는 낭독훈련이라는 방법을 택하고 있다.

낭독은 문장을 소리 내어 읽는 것이다. 낭독훈련을 통해 우리는 호흡의 날숨에 말을 얹는 법과 상대를 배려하는 동그라미호흡 방식의 말하기를 연습하게 된다. 그리고 앞에서 배운 생각하고 말하기의 순서대로 제대로 말하는 법을 훈련한다.

낭독훈련에 들어가기 전 몇 가지 주의 사항이 있다. 첫 번째로 낭독훈련을 하는 이유를 잊지 말아야 한다. 낭독훈련은 말하기를 위한 연습이다. 그러므로 낭독의 모든 과정은 상대를 앞에 둔 대화라고 생각해야 한다. 그리고 때로는 낭독이라는 형식 그 자체가 필요할 때도 있다. 예를 들어 시 낭송이나 연설문 낭독, 혹은 방송 프로그램의 내레이션 같은 경우이다. 아기에게 동화책을 읽어줄 때도 낭독이 필요하다. 요즘은 특별한 목적 없이 단순한 취미로 낭독을 하는 이들도 많다. 그러나 어떤 경우라 해도 낭독을 듣는 청자는 존재한다. 자기 자신이 듣는 이가 되기도 한다. 낭독은 읽는 것이 본질이 아닌, 상대가 있는 일종의 말하기인 것이다.

두 번째, 생각하고 말하기의 첫 순서였던 '키워드 파악'과 '문맥 이해하기'는 대화 시 상대가 한 말의 핵심 의도를 알아내는 과정과 같다. 머릿속이 잡념으로 가득하다면 상대의 말을 받아들일 공간이 없다. 문장 역시 그 뜻을 제대로 파악하기 힘들다. 따라서 낭독을 시작하기 전, 머리와 마음을 비우고 편안한 마음으로 집중하는 것이 좋다.

세 번째, 낭독훈련 중에는 텍스트 그대로를 읽기보다 미지의 상대에게 친근하게 말하는 것처럼 문장의 어미를 구어체로 바꿔서 읽는 것이 좋다. 이때 가능하면 일상 속에서 사용하는 자신의 말투로 표현하도록 한다. 이런 과정을 다 거치고나면 원래의 문장을 읽어도 그 느낌이 그대로 살아나게 된다.

네 번째, 문장 읽기에 앞서 우리말 발음의 특징을 알아두자. 우리말 단어에는 장음과 단음의 구별이 있다. 같은 음이라 해도 고유의 음길이에 따라 말의 뜻이 달라진다. 장단음을 구별해 읽는 것은 문장의 의미를 제대로 전달하기 위해서 꼭 필요한 과정이다. 다음의 내용을 참고하여 발음 시 주의하여 읽어보자.

<단어의 장단음 비교>

장음	단음
말:(言語)	말(馬)
눈:(雪)	눈(眼)
밤:(栗)	밤(夜)
배:(倍)	배(梨)
돌:(石)	돌(生日)
발:(簾)	발(足)
손:(損)	손(手)
벌:(蜂)	벌(罰)
가:장(假裝)	가장(家長)
부:자(富者)	부자(父子)
선:수(選手)	선수(先手)
향:수(享受)	향수(鄕愁)
말:다(그만두다)	말다(물에 풀다)
패:다(장작을 쪼개다)	패다(이삭이 나오다)
묻:다(問)	묻다(埋)

다섯 번째, 낭독에 들어가기 전 전달력 강화와 목소리 볼륨업을 위한 구강 PT와 호흡압력 훈련을 시행하면 말하기와 낭독이 한결 수월해진다. 그렇다면 구강 PT와 호흡압력 훈련은 어떤 개념일까.

각각의 방법에 대해 자세히 알아보자.

구강 PT는 말의 전달력을 강화하기 위한 조음기관 근육 단련 운동이다. 어떤 말이든 유연한 발음을 위해서는 입술, 치아, 입천장, 혀, 목구멍 등 조음을 담당하는 발음기관과 그 주변 근육이 원활하게 움직여줘야 한다. 그래서 근력이 떨어지면 발음이 소극적으로 나올 수밖에 없다.

구강 PT를 만들게 된 이유는 수강생들의 발음을 돕기 위해서였다. 동그라미호흡에서 '스-'라는 날숨 느끼기를 실행할 때는 양옆으로 입을 크게 벌려야 한다. 그래야 그 직후 어떤 발음이든 제대로 소화할 수 있다. 하지만 사람들은 의외로 입을 잘 벌리지 않는다. 마지못해 응하는 것처럼 입을 여는 시늉만 한다. 그래서 발음기관과 그 주변부 근육에 탄력이 떨어져 명확한 조음을 해내기 힘들다. 나오는 길이 좁아지니 호흡이 제대로 빠져나오기도 어려웠다. 본래 호흡의 양이 충분해야 소리도 힘 있게 쏟아져 나오는 법이다. 좀 더 적극적으로 조음기관을 활용하라고 권해도 그때뿐이었다.

어떻게 하면 근력을 키울 수 있을까, 틈틈이 고민하며 연구를 거듭하던 어느 날이었다. 문득 머릿속을 스치는 기막힌 아이디어가 떠올랐다. 평소 소극적으로 말하던 사람들도 반사적으로 입이 크게 벌어지는 때가 있다. 바로 깜짝 놀라는 순간이다. 무언가에 놀란 우리는 자신도 모르게 입을 벌리며 '헉!' 하는 숨소리를 낸다. 이에 착안하여 놀라는 표정을 조음기관 근력 훈련에 도입해보기로 했다.

하지만 단순히 놀라는 정도로는 근력 키우기에 큰 도움이 되지 않았다. 고심 끝에 치아가 절반쯤 드러나도록 표정을 고쳐보았다. 예상대로 입이 한결 더 넓게 벌어졌다. 그 상태에서 조음기관 중 가장 중요한 역할을 하는 혀의 근육을 강화를 위한 자세를 덧붙였다. 이는 혀의 뿌리를 내리는 것이다. 이 자세를 10초간 유지하면 발음과 관련된 여러 근육에 탄력이 붙게 된다. 본래 근육은 10초 이상 같은 자세를 지속해야 그 형태를 기억할 수 있다. 혀뿌리를 내리면 자연스럽게 목구멍도 확장된다. 그 자세를 버티기 위해 관련 근육에 힘이 가기 때문이다. 그에 따라 숨의 길도 넓어지게 된다.

그런 식으로 하나씩 차츰 발전시키다가 후두를 내려보았다. 후두를 내리면 저음 영역이 확장될 것이었다. 그리고 최종적으로 입술에서 후두에 이르기까지, 지금까지 설명한 그 모든 자세를 하나로 연결해보았다. 먼저 치아가 반쯤 드러나게 입술을 크게 벌린 채로 혀뿌리를 누르고, 목구멍에 힘을 주며 후두를 내린다. 그와 동시에 '하!'하고 놀라는 표정을 짓는다. 결과는 성공적이었다. 그렇게 만든 훈련법을 수업에 적용하니 모두 소리의 볼륨감이 커졌고, 발음도 명확해졌다. 또한 후두가 내려가면서 중저음 영역대가 탄탄해지고 목소리에 안정감이 생겨났다. 구강 내부의 공간 전체가 넓어져 공명에 의한 아름다운 울림소리도 증폭되었다.

말하기호흡과 동그라미호흡을 비롯한 보이스 스타일링 이론들은 처음부터 이론을 먼저 세운 게 아니다. 목소리와 말을 제대로 낼 수 있는 방법을 고민하고, 시행착오를 거쳐 체화한 뒤 이론적 체계를 확립했다. 실제 체험에 의해 체득한 결과이니 따라 하기도 쉽고 말의 현장에 곧바로 적용도 가능하다. 말에 있어서도 마찬가지이다. 앞에서 강조한 것처럼 실제로 말이 만들어질 때도 호흡, 발성, 발음이 각각 따로 떨어진 게 아니다. 하나의 과정 안에서 일체화되어 이루어진다. 구강 PT 역시 체험적으로 하나씩 살을 붙여가며 시도한 결과, 조음기관 전체가 연결되어 하나로 일체화된 실질적인 발음기관 통합 훈련이 완성되었다.

이 방식을 연습해본 이들은 하나같이 그 유용성에 감탄한다. 우리 역시 굵은 저음으로 녹음을 하고 싶을 때는 사전 워밍업으로 구강 PT를 여러 번 시행한다. 앞서 소개한 쇼핑호스트 윤아 씨의 경우는 생방송 진행 전이면 으레 대본으로 입을 가리고 이 훈련을 반복한다고 한다. 무엇보다 다행인 점은 사람들이 무심코 행하는 목 발성을 막아주었다는 것이다. 동그라미호흡과 함께 '스-'를 곧잘 하다가도 평상시 말에서는 다시 혀뿌리로 호흡을 막고 이야기하는 사람들이 적지 않았다. 하지만 구강 PT 운동을 하면서 그런 버릇이 싹 사라지게 되었다.

구강 PT를 처음 배울 때는 다들 민망해한다. 입을 크게 벌리고 혀뿌리를 내리면서 목젖이 다 보이기 때문이다. 하지만 일단 시작하고 나면 그때부터는 급격히 가까워진다. 말 그대로 서로 속을 다 내보인 편안한 사이가 된 것이다.

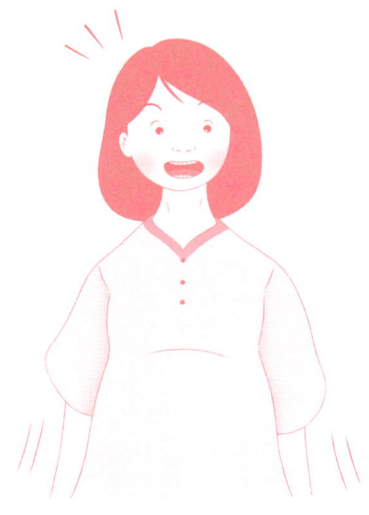

■ 구강 PT법

❶ 허리를 곧게 펴고 고개를 들어 정면을 응시한다.

❷ 아래위 치아가 절반 정도 보이도록 입을 크게 벌린다.

❸ 입을 벌린 상태에서 혀뿌리 뒤쪽을 내려준다.

❹ 이어서 목구멍에 살짝 힘을 주며 후두까지 내려준다.

❺ ❶❷❸❹의 자세 그대로 '해!'하고 숨소리를 내며 깜짝 놀라는 표정을 짓는다.

❻ ❺의 상태를 10초간 유지한다.

호흡압력 훈련

호흡압력 훈련은 목소리의 볼륨감을 높이는 훈련법이다. 보통 큰 소리를 내라고 하면 사람들은 목청 높여 소리를 지르는 것이라고 오해를 한다. 그래서 목에 잔뜩 힘을 주고 애를 써서 소리를 낸다. 그러나 동그라미호흡을 이용하여 말을 하면 복부의 수축과 함께 나오는 호흡의 양을 늘려 자연스럽게 목소리의 볼륨감을 상승할 수 있다. 소리를 크게 낸다는 것은 소리의 볼륨감이 크고 웅장하다는 의미이다. 목에 힘을 줘서 내지르는 소리가 아니다. 하지만 목을 사용하는 게 원체 습관이 되어서일까. 사람들은 동그라미호흡으로 말을 하다가도 큰 소리를 내야 할 때면 자신도 모르게 다시 목에 힘을 주며 말을 하곤 한다. 하지만 목 근육을 사용하면 성대에 힘이 들어가며 톤은 올라가고 찢어지는 소리가 난다.

그런 상황의 방지를 위해 필요한 것이 호흡압력 훈련이다. 호흡압력 훈련은 입에서 나오는 강한 호흡에 말을 실어 상상의 촛불을 끄는 방식으로 진행된다. 마치 입으로 바람을 불어 촛불을 끌 때처럼 호흡의 압력을 높여 볼륨감이 커진 소리는 강력한 힘이 담겨 있다. 고로 바로 눈앞에 촛불이 있다고 상상하고 호흡의 힘으로 촛불을 끄기 위해 소리를 내는 것이다.

우선 고개를 들고 허리를 쭉 펴서 바른 자세를 유지한다. 그런 자세에서 눈앞에 촛불이 있다고 상상해본다. 그다음 짧은 호흡으로 숨을 들이쉬고 연습 삼아 '후-'하고 숨을 내쉬어본다. 아마도 상상 속의 촛불이 흔들리게 될 것이다. 그리고 다시 한번 숨을 짧게 들이쉬며 공기를 확보한 후 짧고 강하게 '후!'하며 촛불을 꺼본다. 상상의 촛불이 성공적으로 꺼졌으면 본격적인 볼륨업 훈련에 돌입해보자.

우선 숨을 짧게 들이쉬고, 다음 순간 다시 짧고 강하게 내쉬며 이번엔 숨 위에 '훗!'하는 말을 얹으면 된다. 호흡의 압력을 이용해 소리를 세게 내는 것이다. 그렇게 (짧은 들숨)'훗!', (짧은 들숨)'훗!'의 순서로 몇 차례 연습하고 익숙해지면 속도를 좀 더 빠르게 하여 반복한다. 만약 '훗!'이 약하게 느껴진다면 '핫!'이란 발음을 실어도 된다. 모음 '아'는 '우'보다 더 센소리가 나기 때문이다.

- **호흡압력 훈련법**

    ❶ 허리를 곧게 펴고 고개를 들어 정면을 응시한다.

    ❷ 바로 앞에 촛불이 있다고 상상한다.

    ❸ 촛불이 흔들리게 '휘!'하고 불어본다.

    ❹ 짧게 숨을 들이쉰다.

    ❺ 짧고 강하게 '휘!'하고 숨을 내쉬며 상상의 촛불을 꺼본다.

    ❻ 짧게 숨을 들이쉰다.

    ❼ 이번엔 짧고 강하게 내쉬는 숨 위에 '훗!'하는 음을 얹는다.

    ❽ ❻과 ❼을 연이어 행하며 몇 차례 반복해서 연습한다.

    ❾ 속도를 빨리해본다.

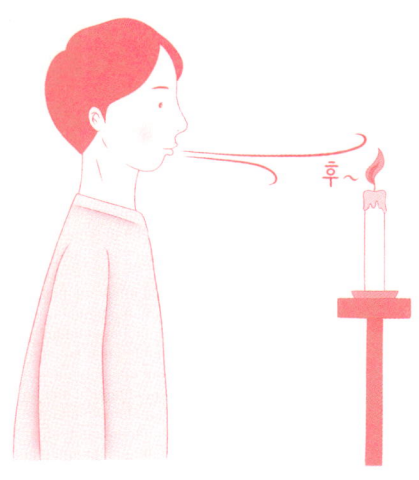

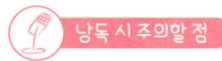 **낭독 시 주의할 점**

- 낭독은 읽기 자체가 아니라 말하기를 위한 훈련임을 잊지 말자.
- 문장을 읽기 전 잡념을 비우고 문장에만 집중하자.
- 연습할 때는 상대에게 말하는 것처럼 대화형으로 어미를 바꿔 읽는다.
- 단어의 장음과 단음을 구별해서 읽으면 보다 정확한 의미 전달이 가능하다.
- 낭독 전 구강 PT와 호흡압력 훈련으로 워밍업을 한다.

낭독 시 주의할 점을 염두에 두고 말하기 방식에서 배운 순서대로 다음의 시를 함께 읽어보자. 낭독훈련에서는 생각하고 말하기 방식 중 전달력을 위한 기본 과정인 '키워드 찾기'와 '의도 담기'에 한정하여 살펴볼 것이다. 심화 과정인 '느낌 추가하기'는 다음에 다룰 감정훈련과 더 관계가 깊기 때문이다.

시를 낭독하기 위해서는 우선 키워드를 찾아야 한다. 그다음 한 문장씩 끝에서부터 거꾸로 읽어가며 문맥 이해하기를 한다. 문맥 이해하기가 끝나면 키워드를 중심으로 묶인 단어를 자간을 좁히며 읽는다. 자간 좁혀 읽기는 같은 의미군에 속한 단어들을 한 번에 붙여 읽는다는 뜻이다.

어디에서 오는지

타고르

아기의 눈가에 스치는 잠이
어디에서 오는지 누가 아시나요?
반딧불 희미하게 비추는 숲 그늘 사이 요정마을에
마법에 걸린 두 개의 수줍은 꽃봉오리가 달려 있죠
거기 산다는 소문이 있어요
바로 거기서 아기 눈에 입 맞추러 온답니다

잠든 아기의 입술에 번지는 미소가
어디에서 생겼는지 누가 아시나요?
초승달 여린 빛이 스러지는 가을 구름 끝에 가 닿은 곳,
아침에 씻긴 이슬의 꿈속에서 처음 생겼다고 들었어요
바로 그것이 잠잘 때 아기의 입술에 번지는 미소죠

아기의 팔다리에 감도는 달콤하고 부드러운 생기가
어디에 그리 오래 숨어 있었는지 아는 사람 있나요?
엄마의 소녀 시절,
다정하고 조용한 사랑의 신비로 마음에 스며 있었죠
그게 바로 아기의 팔다리에 꽃으로 피어난 달콤하고 부드러운 생기랍니다

첫 문장인 '아기의 눈가에 스치는 잠이 어디에서 오는지 누가 아시나요?'에서 키워드를 찾고 분석을 해보자. 이 문장에서 키워드는 '아기', '눈가', '잠', '어디', '누가'이다. 이 감정단어들을 중심으로 맨 끝부분부터 앞쪽으로 거슬러 올라가며 스스로 질문과 답변을 해보면 된다. 아시나요? 누가 아시나요. 뭐 하는지? 어디에서 오는지. 무엇이? 잠이. 뭐 하는 잠? 스치는 잠. 어디에? 눈가에. 누구의 눈가? 아기의 눈가에. 이 같은 문답을 해본 후에는 각각의 키워드를 꾸며주거나 관계 있는 단어들을 하나의 의미군으로 묶은 후 다음과 같이 자간을 좁혀 한 번에 읽는다.

아기의 눈가에/ 스치는 잠이/ 어디에서 오는지/ 누가 아시나요?

이런 식으로 시에 대한 전체적인 문장분석이 모두 끝나면 같은 의미군으로 묶인 문장을 쭉 이어서 읽어나가면 된다. 이때 〈낭독 시 주의할 점〉에서 적은 것처럼 친한 상대에게 말하듯 문장의 어미를 바꾸거나 자신만의 말투로 바꿔 읽어보자. 예를 들면 이런 식으로 말이다.

"아기의 눈가에 스치는 잠이 어디에서 오는지 누구 아니? 반딧불 희미하게 비추는 숲 그늘 사이 요정마을에 마법에 걸린 두 개의 수줍은 꽃봉오리가 달려 있대. 난 잠이 거기 살고 있다고 들었어.

바로 거기에서 아기 눈에 입을 맞추려고 온다더라."

이렇게 연습을 하다보면 최종적으로 낭독 녹음을 할 때 원문 그대로 읽어도 연습할 때의 대화체 느낌이 나게 된다. 이런 방식으로 낭독을 하는 이유는 상대가 없는 일방적인 읽기를 지양하기 위해서이다. 또 문장 속의 언어들을 자신의 말투로 바꿈으로써 읽는 이의 색채와 의도를 낭독에 담기 위해서이다.

다음의 예문을 키워드 찾기와 문장분석, 자간 좁혀 읽기순으로 낭독해보자.

 낭독 태교

늘 함께 다니는 정다운 새 두 마리가 같은 나뭇가지에 앉아 있다. 그 가운데 한 마리는 열매를 따 먹느라고 정신이 없다. 하지만 다른 한 마리는 아무 집착이 없이 열매를 탐닉하는 친구를 초연하게 바라보고만 있다. 열매를 탐닉하는 새는 '에고'이고, 그냥 바라보는 새는 '참 자아'이다.

— 〈우파니샤드〉 중에서 —

"김밥은 매끈하게 썰어진 몸뚱이 것보다 맨 끝 자투리가 무심하니 맛있습니다. 사람도 너무 완벽하고 매끈하면 인간미가 덜하고, 좀 어딘가 허술한 구석도 있고 솔직한 사람이 더 인간적이고 매력이 있습니다!"

— 혜민 스님의 말 중에서 —

택배 아줌마

박용범

씩씩하고 재빠르고 싱글생글 슈퍼파워 후다다닥
우리 택배 아줌마
초저녁 어스름 훌쩍 나타나 '택배 아줌마예요.'
'나가요.' 하기 전에 벌써 '여기 놓고 가요.'

그에게 또 하나 배우고 부끄럽다
욕실 슬리퍼, 현관 모기장, 먼지 제거 롤러
선물 담뿍 우리의 산타우먼
잡동사니, 현실의 요물들 뿌려놓고
마귀할멈 앞서 빗자루 타고 뾰로롱

그에게 굴욕의 문턱이 있을까?
당당하여 의심스러운 그래도 여염집 삼시세끼를 위해
겸손한 사교육비를 위해 부실한 서방님 병원비를 위해
거울 앞 백설공주 탐하지 않고 후다닥

그에게도 생계는 버거움일까?
늦은 밤 택배차 핸들에 눈물 찍던 그를 만난다
집으로 가는 길은 택배보다 무거운데
덜어낸 짐만큼 이 밤도 가볍기를
콩쥐 같고 심청 같은 택배 아줌마
깨진 독에 꿈 채우러 눈먼 이들 빛 보이려
이 밤길 떠난다

'위 예문은 https://cafe.naver.com/voicestyling 에서 바로 들으실 수 있습니다.'

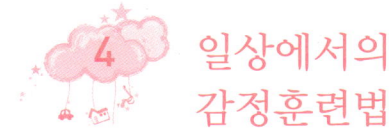

4 일상에서의 감정훈련법

앞서 설명한 것처럼 태아는 엄마 아빠의 목소리와 말에서 희로애락을 느낀다. 감정을 느끼고 표현하는 일생의 기초를 엄마와 아빠에게서 배우는 것이다. 하지만 엄마 아빠의 목소리와 말에 감정을 제대로 싣지 못한다면 어떻게 될까. 아마도 아이는 감정을 제대로 표현할 줄 모르는 무덤덤한 사람이 될 것이다. 아이를 사랑하는 마음이 아무리 지극하다 해도 표현하지 않는다면 전달되기 힘들다. 그렇다면 어떻게 해야 아이에게 풍부한 감정을 느끼고 표현하는 법을 알려줄 수 있을까. 부모의 애정과 호기심을 우리 아이에게 어떤 방법으로 전할 수 있을까. 보이스 스타일링의 감정훈련을 통해 그 적확한 답을 찾을 수 있을 것이다.

낭독훈련을 통해 키워드 찾기, 문장 문장분석, 의도 담기 등을 깨닫게 되면 느낌 추가하기를 위한 감정훈련에 들어가게 된다. 말에 감정 싣기, 즉 느낌 추가하기는 사람의 본능적인 욕망과 정서인 오욕칠정을 통해 자신의 내면에 잠재되어 있는 감정을 밖으로 이끌어내고 표현함으로써 나만의 음색과 감성을 찾는 과정이다.

낭독훈련에서 '의도 담기'를 통해 문장에 담긴 작가의 생각을 내 생각으로 인식하여 바꾸는 것처럼, 단어가 갖는 고유의 어감만으로는 표현하기 힘든 나만의 느낌을 말에 담는 것이 '느낌 추가하기'이다. 자신의 느낌을 잘 전하기 위해서는 먼저 말하는 이 스스로가 그 느낌을 구체적 그림으로 형상화해보는 '그림 그리기'가 필요하다. 이때 말에 느낌을 담기 위해 언어와 세상, 사물에 대한 감수성을 높이고 감성을 발달하며 자신의 감정을 제대로 표현하는 법을 연습하는 것이 바로 감정훈련이다.

느끼는 바를 그림으로 형상화하고, 그것을 고스란히 말에 담기 위해서는 우선 자신의 감정에 솔직해질 필요가 있다. 하지만 한국 사회는 오랫동안 감정을 자유롭게 표현할 수 있는 문화가 아니었다. 오히려 감정의 표현을 자제하는 게 미덕으로 여겨지기도 했다. 그런 까닭에 보이스 스타일링의 각 과정을 순조롭게 밟아오던 사람 중에도 일부는 느낌 추가하기 과정을 힘들어하기도 한다. 특히 어린 시절부터 섬세한 감정 표현을 억제당한 중년 남성들이 더욱 그런 경향을 보였다.

보이스 스타일링이 나 자신을 찾아가는 여정임을 다시금 상기해보자. 생각해보면 우리는 내 느낌이 아니라 나를 대신해 노래 불러주는 가수의 느낌, 나를 대신해 웃고 우는 배우의 감정만을 그대로 따르며 살았는지도 모른다. 하지만 내 자신의 느낌과 타인의 느낌은 엄연히 다른 것이다. 감정훈련을 통해 내면의 느낌을 자각하고, 밖으로 표현해내는 행위 역시 나 자신을 찾는 의미 있는 과정 중 하나가 될 것이다.

감정훈련을 하면 세상과 사물에 대한 감수성이 높아진다. 그 결과 감성이 풍부해지며 말에 느낌을 싣는 일도 순조로워진다. 또 감정훈련은 언제 어디서든 행할 수 있다는 장점이 있다. 따로 시간을 내지 않더라도 일상생활 속에서 언제든 연습이 가능하다. 감정훈련의 방법 역시 다양하다. 그중 보이스 스타일링에서 가장 대표적으로 쓰이는 방법은 감정단어를 통한 훈련법과 몸을 이용한 훈련법이다.

감정단어를 통한 훈련법은 두 가지 순서로 이루어진다. 우선 감정과 관련된 단어들을 자신만의 감정단어 리스트에 적어본다. 예를 들어 우리가 흔히 느끼는 기쁨과 슬픔, 사랑과 미움에 관련된 단어를 찾아보자. '기쁨' 하면 무엇이 생각날까. 행복, 만족, 휴식, 성취, 웃음 등을 들 수 있다. '슬픔'의 경우는 눈물, 이별, 상실, 고독, 절망, 애절함 등이 떠오른다. '사랑'은 그리움, 첫사랑, 호감, 연정, 진심 등의 단어들과 관계가 깊다. '미움'은 혐오, 배신, 증오, 얄미움, 거슬림 등이 연상된다. 전철 안, 버스 안 그 어느 곳에서라도 좋은 단어가 생각나면 휴대폰을 꺼내 목록에 적어보자.

그다음 순서는 리스트에 적은 단어 하나하나의 느낌을 생각하며 말에 담아보는 것이다. 생각하고 말하기의 느낌 추가하기와 그림 그리기를 참고하면 된다. 먼저 감정단어를 하나 선택한다. 그리고 그 단어에 대한 나만의 느낌을 상상해본다. 가령 '첫사랑'이라면 어린 시절 내가 겪었던 가슴 설레는 일화를 소환해보자. 그때 그 순간 느꼈던 감정을 되새겨본다. 가능하면 그 느낌을 손끝에 와닿는 그림으로 형상화하기 위해 노력해보자. 달콤하고 촉촉한 솜사탕 같은, 혹은 4월에 갓 돋아난 여린 새싹 같은, 하강 직전의 롤러코스터 같은 그림들이 그려진다면 그 구체적 인상을 말에 담는다. 그림을 상상하며 자신도 모르게 미소를 띠거나 혹은 아련한 표정을 짓거나 감당하기 어려울 정도의 강렬한 추억에 자리에 털썩 주저앉았다면 감정훈련이 성공한 것이다. 표정과 행동이 앞서면 말에 진정성이 실리게 된다.

몸을 이용한 감정훈련법은 목소리의 시작점을 달리하는 방법이다. 사람의 목소리는 시작점에 따라 느낌과 음색이 달라진다. 우리 몸에서 목소리가 시작되는 부분은 머리, 목, 가슴, 배의 네 부분으로 나뉜다. 이중 머리에서 시작되는 소리를 두성, 목은 성대 소리, 가슴은 흉성, 배는 배 소리라고 한다.

효과적인 감정 표현을 위해서는 몸의 부위별 소리 특성을 알아두어야 한다. 사람의 목소리를 들으면 상대가 소리를 내는 지점과 같은 부위가 자극을 받는다. 각각의 부위를 이루는 세포의 진동수가 서로 같기 때문이다. 자연의 모든 물질은 같은 진동수를 지닌 것과 공명한다. 실제로 우리는 머리의 소리를 들으면 머리가, 목의 소리를 들으면 목이 울리는 경험을 한다. 내 몸의 소리 시작점을 어디에 두느냐에 따라 상대가 내 말에 얼마만큼 공감하는가가 달라지는 것이다.

두성은 머리 중에서도 특히 입술 윗부분에서 나는 소리인데, 신경이 예민하거나 신경증적 증상이 있을 때 주로 사용된다. 날카롭게 지르는 신경질적인 비명을 연상해보면 이해가 쉽다. 머리에서 내는 두성을 오래 들으면 듣는 이의 머리 부분 역시 자극되어 머리가 지끈거리게 된다.

성대 소리는 입술 아래부터 어깨 부분에 걸쳐 나는 목의 소리이다. 이성적인 목소리를 구사해야 할 의사나 변호사 같은 직업군의 사람들에게 어울리는 소리이다. 호흡이 섞이지 않는 성대 소리를 내면 냉철한 느낌을 준다.

흉성은 어깨부터 가슴에 이르는 부위에서 나는 소리이다. 말 그대로 가슴의 소리라 따뜻하다는 특성이 있다. 가슴 깊은 곳에서 마음을 실어 내는 흉성을 들으면 상대의 마음이 움직인다. 진심을 담을 때 적합한 소리라고 할 수 있다.

배 소리는 가슴 아래 복부에서 나는 소리이다. 몸의 중심에 힘을 실어주는 소리이며 운동선수들이나 힘쓰는 일을 많이 하는 이들이 주로 사용한다. 배 소리를 들으면 배가 찌릿하며 울리는 느낌을 받게 된다.

몸을 이용한 감정훈련법은 연기처럼 전문적인 영역에서 사용되는 방식이다. 하지만 동그라미호흡을 이미 열심히 연습하는 중이라면 별문제 없다. 동그라미호흡 속에는 그 네 가지 소리가 다 들어 있기 때문이다. 동그라미호흡을 체화하면 복식호흡의 날숨 조절과 성대 전체를 쓰는 발성 방식, 성도의 풍부한 공명과 정확한 조음을 통해 머리, 목, 가슴, 배의 네 가지 소리를 자유롭게 구사할 수 있다.

  이처럼 각 목소리의 특성과 동그라미호흡을 접목하면 몸을 이용한 감정 표현이 가능해진다. 감정단어를 통한 훈련법과 몸을 이용한 훈련법 외에도 일상 속에서 행하는 여러 가지 훈련법을 생각해볼 수 있다. 드라마나 영화, 소설 등 간접경험을 통한 감정훈련 역시 쉽게 겪을 수 없는 다양한 현실을 감정적으로 경험할 수 있다는 장점이 있다. 계절이 변화하는 모습을 유심히 관찰하며 그에 대한 느낌에 주의를 기울여보는 것도 좋은 감정훈련법 중 하나이다.

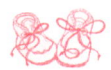

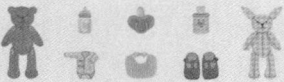

# 아어와 부모를 사랑으로 연결하는 낭독 태교의 힘

실질적으로 태담은 두 가지 형태로 구현된다. 하나는 부모가 아이와 직접 나누는 대화이다. 또 다른 하나는 아이에게 책을 읽어주는 낭독 태교이다. 앞장에서는 주로 태아와 나누는 정담에 대해 다루었다. 이 장에서는 낭독 태교의 장점을 이야기한다. 그 장점은 대략 세 가지 측면으로 생각해볼 수 있다.

첫 번째, 아이에게 평생 책 읽기라는 행복한 취미를 선물할 수 있다. 보통의 부모는 내 아이가 책을 많이 읽기를 원한다. 그러나 막상 주변을 보면 아이가 책은 한 권도 안 보고 종일 게임만 한다고 속상해하는 부모의 모습을 더 흔하게 볼 수 있다. 도대체 왜 이런 일이 생기는 걸까.

삽화가이자 자유기고가인 짐 트렐리즈는 부모가 아이에게 소리 내어 책을 읽어줘야 할 필요성을 강조한 《하루 15분 책 읽어주기의 힘》이라는 저서로 전 세계적인 책 읽어주기 열풍을 불러일으켰다. 그는 아이들에게 책 읽는 방법을 가르치기보다 책을 읽고 싶어 하도록 만들어야 한다고 말했다. 그의 이 말에 답이 있다. 좋아하는 일에 대해서 사람은 누가 시키지 않아도 자발적으로 그 일을 행한다. 그러므로 아이가 스스로 원해서 책을 읽어야 한다. 의무나 강요는 역효과를 가져온다. '게임 그만하고 책 좀 읽어!'라는 부모의 다그침에 책 읽기가 아이에게 부담스러운 숙제로 느껴질 수 있다.

무엇인가를 좋아하는 것은 그로 인해 얻어지는 만족감, 혹은 성취감 등과 관계가 있다. 한 심리학자에 의하면 아이들이 게임을 좋아하는 이유 중 하나는 즉각적인 성취감 때문이라고 했다. 공부와 독서 같은 것들은 줄 수 없는 빠른 성과, 그리고 약간의 노력만으로도 얻을 수 있는 기쁨 등이 아이들의 마음을 사로잡는 것이다.

추억이 있는 경우도 그러하다. 어린 시절에 겪었던 행복한 기억이 평생의 취향과 정서를 지배할 수 있다. 그래서 우리는 초등학교

시절 구멍가게에서 사 먹던 불량식품의 맛을 아름다운 향수로 기억하며, 지니며, 성인이 된 후에도 그 맛을 추억한다.

익숙해진 것이 주는 안도감과 행복감도 있다. 엄마의 손맛이 담긴 소박한 집밥, 어릴 때 살던 자신의 동네나 집만큼 평안한 행복감을 주는 것도 드물다. 태아 역시 배 속에서 느꼈던 맛이나 엄마의 목소리를 더 선호한다. 그 맛이나 소리에 특별한 무언가가 있어서는 아니다. 그저 익숙하고 편안하기 때문이다.

엄마와 아빠가 사랑이 담긴 목소리로 읽어주는 책에는 위에 열거한 그 모든 요소가 골고루 있다. 책을 읽는 엄마 아빠가 즐거운

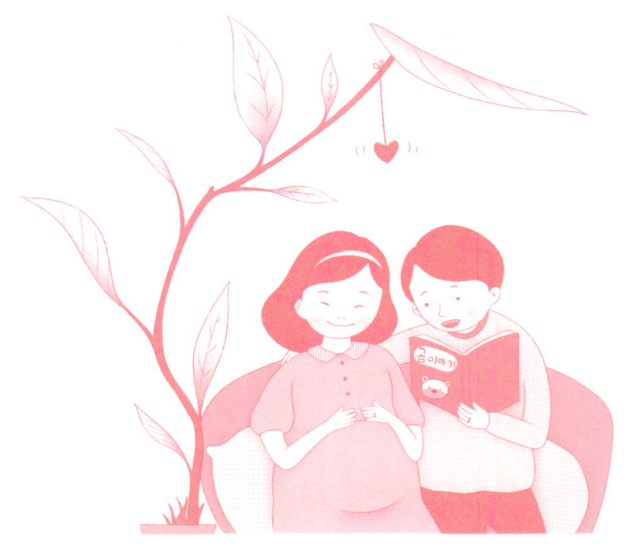

마음으로 참여할수록 아이에게 전해지는 행복감은 더욱 극대화될 것이다. 태아에게 책을 낭독해주는 습관이 계속 이어진다면 아기는 자연스럽게 책을 좋아하는 사람으로 성장하게 될 것이다. 짐 트렐리즈가 책 읽어주기에 관심을 갖게 된 이유도 어린 시절 자신에게 책을 읽어주던 아버지의 영향이 컸다고 한다.

두 번째는 부모 자신의 행복감을 높일 수 있다. 편한 자세로 앉아 배 속의 아이와 마주하고 책을 읽어주는 시간, 엄마는 세상의 소음과 번잡함으로부터 행복한 단절을 가져오는 낭독에 푹 빠진다. 아무런 방해도 없는 그 평안한 공간에서, 오직 아기와 단둘이 존재한다는 기쁨 속에서 엄마는 차분한 목소리로 책을 읽고 아기는 숨죽여 듣는다. 그리고 퇴근을 기다리는 아빠 역시 아내와 아기에게 들려줄 흥미진진한 모험 이야기를 상상하며 벌써 마음이 들뜬다. 퇴근 후의 술자리도, 즐겨 보던 TV 시리즈물도 새롭게 시작된 낭독의 기쁨과는 바꿀 수 없다.

아기에게 책을 읽어주는 시간은 엄마 아빠에게도 소중한 일상의 기쁨이다. 세계적인 뇌과학자인 오시마 기요시 교수는 엄마가 느끼는 행복감이 태아의 기억력을 높이는 첫 번째 요소라고 말했다. 부모가 행복하게 읽을수록 아기의 기억 속에는 그 책의 내용과 분위기가 더 선명하게 오래도록 남는다.

세 번째, 낭독 태교는 세상의 다양한 모습에 대한 간접경험을 아기에게 알려준다. 그 세상을 묘사하는 수많은 어휘에 노출시킨다. 이는 곧 아이의 언어능력 발달과 직결되는 문제이다. 부모가 평소 태아에게 건넬 수 있는 말은 한정되었다. 아무리 상상력을 동원하고, 그날 겪은 일을 재밌게 묘사하여 들려준다고 하더라도 아이가 접하는 건 부모가 아는 범위의 말, 그중 일상어일 가능성이 크다. 하지만 낭독 태교를 통해 아이는 그 이상의 단어와 문장을 배울 수 있다. 듣기는 모든 언어를 배우는 시작점이다. 듣기를 통해 익숙해진 말을 모방하면서 말을 할 수 있게 된다. 다양한 단어를 들을수록, 아기는 표현할 수 있는 언어들을 그만큼 기억 속에 차곡차곡 쌓아두게 된다.

짐 트렐리즈는 그런 단어들이 '귀 안에서 듣기 어휘라는 저수지에 모인다.'고 했다. 또 그렇게 모인 단어들이 훗날 아기에게 어떻게 도움이 되는지를 이렇게 표현하였다. '단어가 그 안에 충분히 차면, 저수지는 넘치기 시작한다. 넘치는 어휘는 말하기 어휘, 읽기 어휘, 쓰기 어휘라는 세 갈래로 물꼬를 터 냇물이 되어 흘러간다. 듣기 어휘는 세 갈래 물줄기의 원천이 되는 것이다.'

보이스 스타일링이 태교에 적합한 이유 중 하나는 태아와의 대화뿐 아니라 낭독 태교가 갖는 장점을 극대화한다는 점이다. 태아와 부모의 정서적 안정감, 태아에게 전하는 사랑, 가족 간의 존중과 이해, 소통 등 그 모든 것이 동그라미호흡과 포물선대화에 있다. 또 편안한 발성과 발음, 바르게 교정된 말투는 아이에게 정확한 단어 습득을 가능하게 한다.

우리는 이미 말하기호흡으로 자신의 목소리를 찾았고, 동그라미호흡으로 상대를 존중하고 배려하는 법을 배웠다. 포물선대화를 통한 공감과 소통의 방식도 몸에 익혔다. 생각하고 말하기와 낭독 훈련, 감정훈련 등을 거치며 문장에 자신의 생각과 느낌을 담아 대화하듯 읽는 방법도 깨달았다. 낭독 태교에 필요한 모든 준비를 끝낸 것이다.

이제는 아기에게 들려줄 책을 고르고 읽어줄 차례이다. 이때 반드시 동화책만 고집할 필요는 없다. 어떤 책이든 우선 엄마와 아빠의 마음에 들고, 내 아이를 위해 꼭 들려주고 싶은 책이면 된다. 처음에는 아기가 좋아할 만한 짧은 동시나 동화로 시작하고, 시간이 갈수록 점점 난도를 높여보는 것도 괜찮다.

이야기의 전개에 따라 슬픈 부분은 슬프게, 즐거운 부분은 경쾌한 기분을 담아 읽으면 아이에게 다채로운 느낌을 전할 수 있다. 개성 있는 주인공이 등장할 때는 그에 어울리는 음성으로 연기하듯 낭독해보자. 아이들은 그 누구든 재미있는 음성 묘사를 좋아한다. 배 속의 태아 역시 귀가 솔깃해지며, 엄마 아빠가 읽어주는 책의 내용에 더욱 집중하게 될 것이다. 감정훈련과 함께 느낌 추가하기와 그림 그리기를 체화했다면 글에 느낌을 담는 게 어렵지 않을 것이다. 음성으로 하는 연기도 얼마든지 가능하다.

하지만 어떤 경우든 과하면 좋지 않다. 장시간 아이에게 부담이 될 만한 내용은 삼가야 한다. 엄마 아빠가 즐겁지 않을 때는 억지로 읽는 것도 좋지 않다. 일방적인 읽기도 금물이다. 어떤 책을 읽어줬을 때 아기가 활발하게 반응하는지, 같은 책이라도 어떤 부분을 읽을 때 아이가 귀를 기울여 듣는지 등 아이의 반응을 살피며 편안하게 진행해야 한다. 아이가 특별히 좋아하는 것 같은 느낌이 든다면 그 책은 반복해서 읽어준다. 아이들은 익숙한 내용에서 안정감을 느끼기 때문이다.

낭독훈련과 감정훈련을 통해 생각하고 말하기가 충분히 몸에 익었다면, 다음의 예문을 읽으며 낭독 태교의 실제에 한 걸음 더 다가가보자.

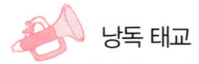 낭독 태교

보이스 스타일링은 내가 주인공이다. 내가 거울을 보고 나를 체크하듯 나의 보이스를 스타일링하는 것은 나의 본질을 올바르게 바라보고 찾아가는 과정이며, 스스로를 치유하는 힐링의 과정이다. 나는 보이스 스타일링을 통해 삶이 더욱 당당해지고 인간관계가 매끄러워지면서 점점 더 많은 기회가 내 앞에 펼쳐질 것임을 확신한다.

— 김나연의 〈말의 품격을 더하는 보이스 스타일링〉 중에서 —

자기만의 영역을 열심히 보여주는 그 모습에는 아무 조건도 대가도 없이 무언가 좋아서 거기 푹 빠져 있는 사람의 진정성이 엿보인다. 누군가 혼신의 힘을 다해 열중해온 분야에 대해 소박한 웃음을 지으며 이야기하는데 마음을 열지 않을 사람이 있을까?

— 김나연, 선호제의 〈프로 유튜버에 딱 맞는 목소리 만들기〉 중에서 —

어린 왕자는 좀 쓸쓸한 마음으로 나머지 바오밥나무 싹도 뽑아주었다. 다시는 돌아오게 되지 못하리라 생각했던 것이다. 그러나 늘 해오던 이런 일이 그날 아침에는 유난스레 그립게 생각되었다. 그리고 꽃에 마지막으로 물을 주고 고깔을 씌워 잘 보호하려고 했을 때 그는 울음이 터져 나오려고 했다. "잘 있어!" 그러나 꽃은 대답이 없었다. "잘 있어!" 그는 다시 한번 말했다. 꽃은 기침을 했다. 그러나 이것은 감기 때문이 아니었다.

— 생텍쥐페리 〈어린 왕자〉 중에서 —

'위 예문은 https://cafe.naver.com/voicestyling 에서 바로 들으실 수 있습니다.'

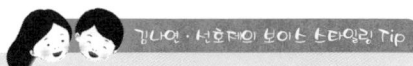

"각종 훈련-즐겁고 행복한 마음으로 받아들여라."

임신 중 낭독훈련과 감정훈련을 실행하고 있다면, 본격 태담에 앞서 이미 연습 단계부터 태아와 함께한다는 사실을 잊지 말아야 한다. 연습도 태담인 셈이다. 이때 무엇보다도 엄마 아빠가 행복해야 한다. 즐거운 마음으로 재미있거나 서정적인 문장을 선정하고 생각과 느낌을 그 안에 담아보자. 부모가 무얼 하는지 아이는 정확히 알 수는 없지만, 자신을 위해 열심히 노력 중이라는 사실은 알아챌 수 있다.

낭독훈련을 할 때, 가끔 평소와 다른 형식의 문장에 도전해보자. 이를테면 아동극의 대본 같은 것. 분명 익숙한 엄마 아빠의 음성이지만, 새로운 캐릭터로 변신하였다는 사실이 태아에겐 색다른 경험과 자극이 될 것이다. 그리고 감정과 관련된 일상의 경험을 아이와 공유한다. 비나 눈이 내리는 날씨라면 그날의 감상을 아이에게 그대로 들려주면 된다. 감정단어 목록에서 단어를 하나 꺼내어 아이에게 그에 얽힌 사연이나 느낌을 말하는 방법도 있다. 그런 시도들은 부모뿐 아니라 아기의 감성을 풍부하게 만드는 데 큰 도움이 된다.

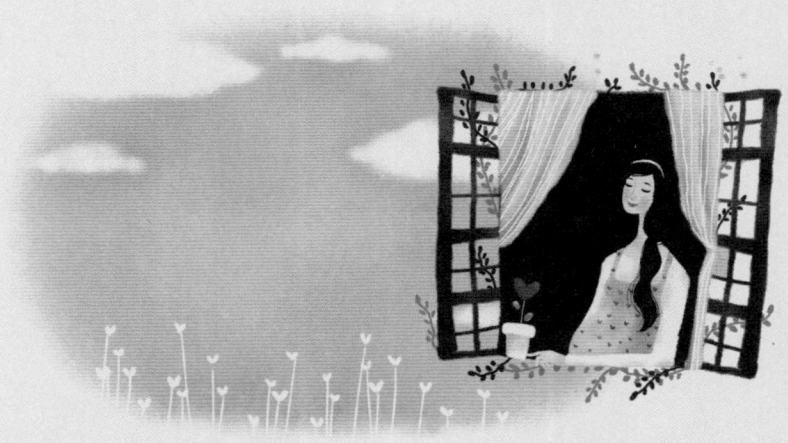

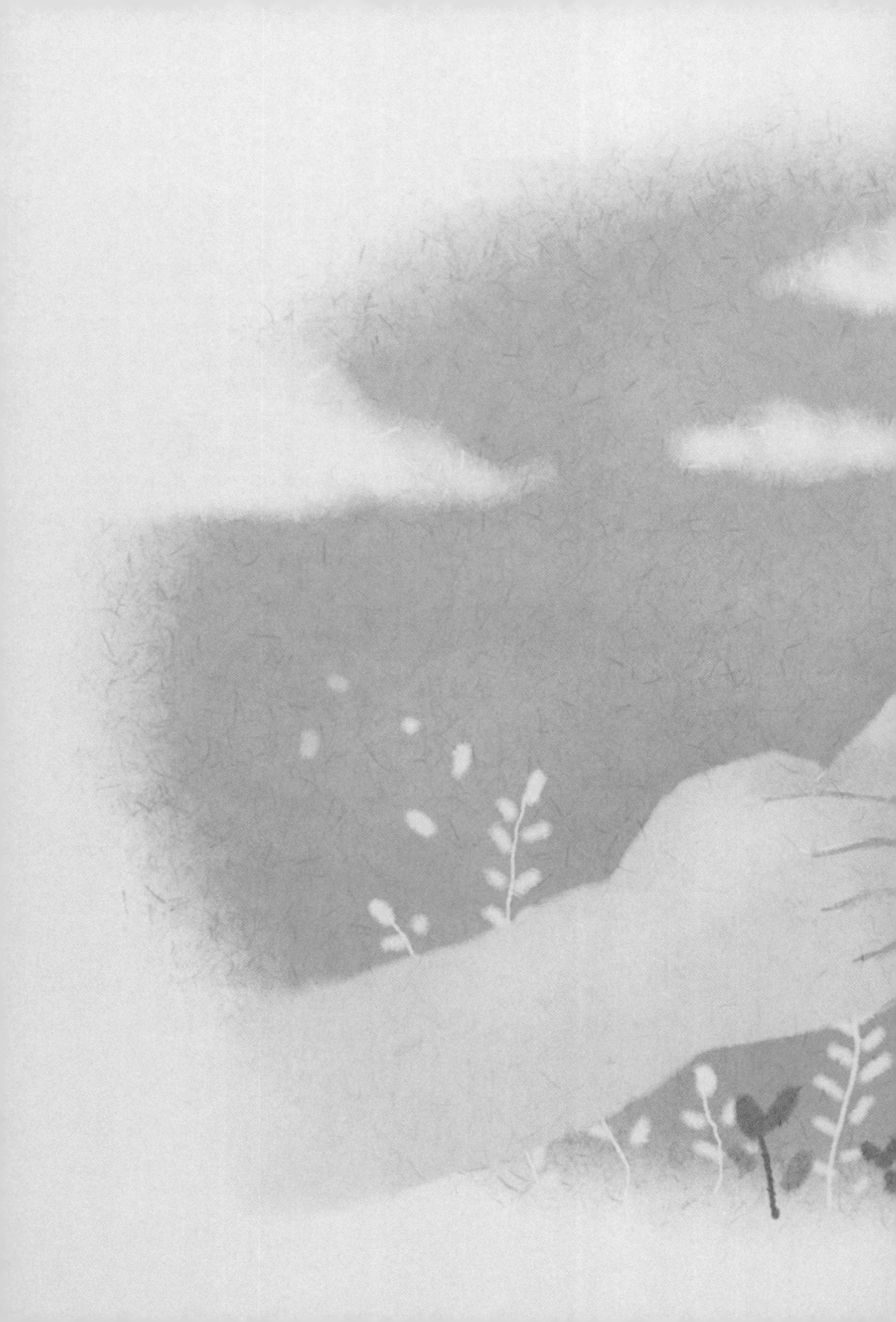

Part 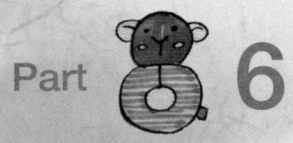 6

목소리는 결국
성격과 성품을 좌우한다

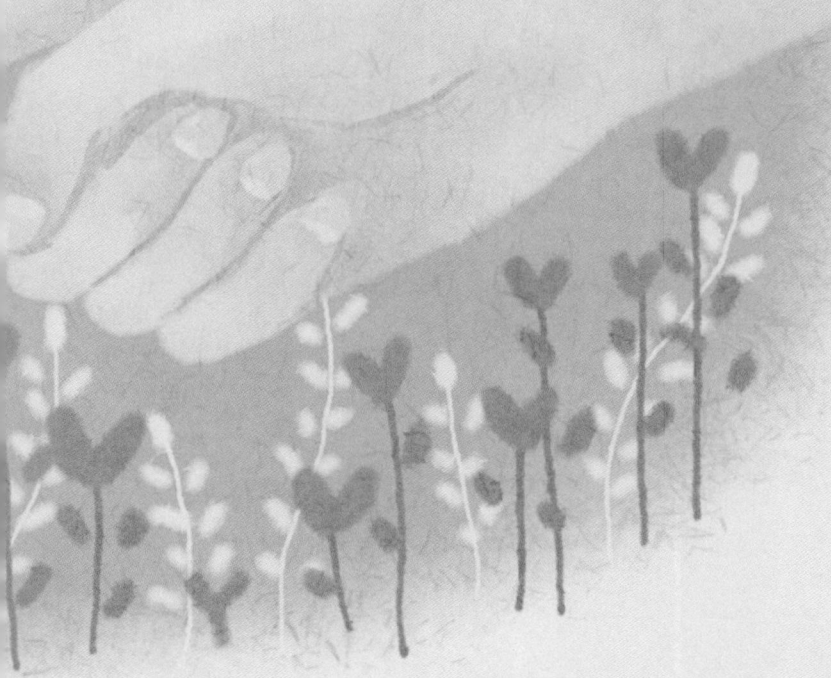

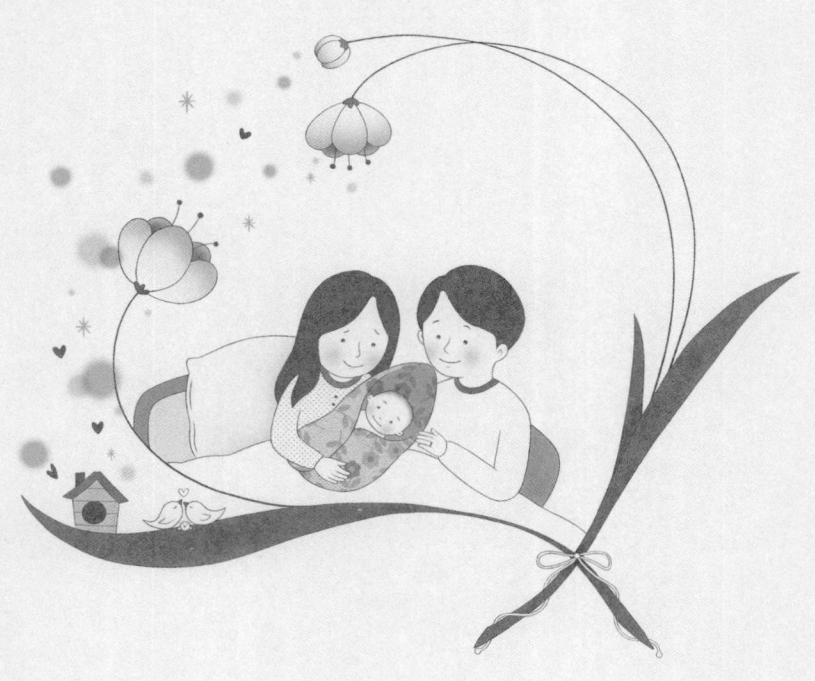

엄마 아빠의 목소리 변화는 아이가 가장 먼저 느낀다

보이스 스타일링은 명상 수련 효과와 말투의 교정을 통해 자기 정화와 치유에 이르게 한다. 또한 보이스 스타일링을 이루는 각각의 과정을 연습하고 체화하면 최종적으로는 자기만의 주관과 개성을 확립하게 된다. 스스로가 주체가 되고 주인이 되는 인생을 살아가게 된다는 뜻이다. 그런 의미에서 보이스 스타일링은 나를 찾는 여정이다. 자신의 삶을 자신이 주관하고 주어진 인생의 시간을 자기답게 쓰는 충만한 자아실현이야말로 보이스 스타일링을 익힌 이들이 갖는 특징이다.

지금까지 우리는 보이스 스타일링의 여정을 하나하나 밟아왔다.

보이스 스타일링의 종착역은 그동안 배운 원리와 훈련들을 필요한 상황에 적용하는 실전 단계이다. 인생은 사건들의 연속이다. 우리 앞에는 늘 헤쳐나가야 할 새로운 상황이 펼쳐진다. 하지만 상황이란 늘 가변적이다. 자신이 처한 상황보다 더욱 중요한 것은 그것을 스스로 어떻게 대처해 나가는가이다. 바로 거기에 삶의 진정한 의미가 있다.

보이스 스타일링을 통해 자아 정체성을 확립한 사람은 어떤 상황이 닥쳐도 흔들리지 않고 묵묵히 자신의 길을 걷게 된다. 그것이 직장에서 겪는 실무적인 문제든, 아니면 일상과 삶의 과정에서 겪는 문제든 관계없이 가장 적절한 결정과 선택으로 현명하게 대처할 수 있다.

보이스 스타일링이 가져온 여러 변화는 삶 전반에 영향을 미친다. 동그라미호흡과 포물선대화는 제대로 말하기를 위한 방식이지만, 그 파급력은 단지 말하기에만 국한되는 건 아니다. 말투가 바뀌면 성격이 바뀐다. 목소리와 말에 몸과 마음의 진정성을 담는 습관을 들이면 일상의 삶 자체도 신실해진다. 생각하고 말하기를 실천하면 말에 신뢰감을 담을 수 있다. 또 보이스 스타일링을 몸에 익히면 삶의 질 자체가 크게 바뀐다.

그러면 부모의 이 같은 삶의 변화는 아이에게 어떤 영향을 미칠까. 앞장에서 이미 보이스 스타일링을 실행하는 사람이 얻을 수 있는 효과에 대해 이야기했다. 그리고 이제부터는 그런 효과가 태아에게 어떤 영향을 주는지 상세히 알아보도록 한다.

태아는 배 속에 있는 동안 엄마 아빠가 얻는 여러 가지 직접적인 효과를 함께 누릴 수 있다. 특히 동그라미호흡과 포물선대화를 통해 얻는 엄마의 건강과 정서의 안정은 아기에게도 직결된다. 엄마의 산소흡입량이 많아지면 엄마와 아이의 신진대사가 활발해지고 면역력이 높아질 수밖에 없다. 엄마의 마음이 편안하면 아이도 심리적 안정을 얻는다. 아이의 두뇌 성장은 정서적 안정감의 토대 위에서 활발하게 일어난다는 연구결과도 있다. 사랑이 담긴 엄마와 아빠의 음성자극이 아이의 두뇌를 비롯한 성장발달에 끼치는 영향은 앞에서 따로 다루었다.

이쯤에서 우리가 주목해야할 것은 엄마가 임신 중에 겪은 경험이 태어난 아이에게 구체적으로 어떤 결과가 되어 나타날까 하는 점이다. 엄마와 아빠는 아이가 첫 번째로 만나는 인생의 스승이며 롤모델이다. 아이는 부모의 모습에서 삶의 전범을 본다. 보이스 스타일링이 부모에게 준 여러 가지 변화는 아이의 인생에 어떤 식으로든 영향을 줄 것이다.

물론 그런 영향을 객관적 수치로 보여줄 수는 없다. 그러나 지금까지 우리는 신생아나 영유아들이 배 속에서 들은 엄마의 목소리를 기억하고 태중 환경과 비슷한 것을 선호한다는 연구결과를 충분히 보았고, 그 영향력을 추론해볼 수 있었다. 의식이든 무의식이든 아이들은 태중의 경험을 출산 후에도 기억 속에 지니고 있다. 태내 경험이 태어난 후의 삶에 영향을 끼치는 것이다.

맨 앞장에서 살펴본 맛에 관한 실험에서는 태중 경험이 영유아기뿐 아니라 아동기의 음식 취향에까지 관여하고 있음을 밝혔다. 그런 의미로 보자면 엄마 아빠가 행하는 보이스 스타일링 태교 역시 배 속의 태아에게 출산 후의 삶에 대한 변화의 실마리를 제공할 것이다. 즉, 엄마 아빠보다도 먼저 태아가 그 효과를 느끼고 있다고 해도 과언이 아니다.

그런데 주제가 다른 개별적인 연구들의 결과를 놓고 맞추는 추론이 아니라 태교, 혹은 태중 경험에 대해 직접적이고 장기적인 추적 연구가 있다면 어떨까. 이제까지 제시한 여러 연구결과를 뛰어넘는 획기적 이론이 있다면? 임신 중에 겪은 여러 가지 일들이 아이의 일평생을 좌우한다는 과학적 연구결과가 존재한다면?

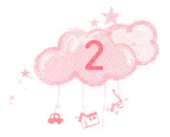# 태내 10개월의 교육이 생후 10년 교육보다 앞선다

"이름난 의사는 병이 생기기 전에 다스리고, 아이를 잘 가르치는 자는 태어나기 전부터 시작한다. 스승이 10년 가르치는 것보다 어미가 배 속에서 10개월 기르는 게 더 낫다."

《태교신기》의 한 구절이다. 병이 생기기 전에 다스리는 것을 한의학에서는 치미병治未病이라고 한다. 병이 나타나기 전에 비정상적인 몸의 상태를 정상으로 돌려놓아 병을 미리 막는 것을 말하는 것이다. 옛 조상들은 이를 태교에 비유하고 있다. 우리 조상들은 아이의 평생을 좌우하는 몸과 마음, 지적 능력 등이 태어나기도 전에 이미 배 속에서 기틀을 잡는다는 점을 잘 알고 있었다.

이를 과학적으로 뒷받침하는 이론이 있다. 바로 태아 프로그래밍이다. 태아 프로그래밍은 후성 유전학의 한 연구 분야이며, 태아 때의 경험이 훗날의 삶을 결정한다는 개념이다. 이 이론에 의하면 태아는 자궁 속에서 겪은 일을 토대로 앞으로 살아갈 여러 가지 몸의 기능을 취사선택하여 결정한다. 이것이 평생에 걸쳐 이어지며 육체적, 정신적 건강에 영향을 주게 된다.

이 이론을 증명하는 유명한 사례가 '네덜란드 겨울 대기근Dutch Hunger Winter'사건이다. 세계 2차 대전 말기인 1944년 겨울, 나치 치하의 네덜란드는 수개월 동안 보급품이 끊겨 대기근에 시달렸다. 그러한 사정으로 임산부들 역시 몹시 굶주릴 수밖에 없었다. 그리고 그 결과, 당시 출생한 아이들의 체중은 정상보다 훨씬 적게 나가는 경우가 많았다. 그러다 경제 발전에 힘입어 성장기의 아이들은 태아 시절 부족했던 영양을 보충할 수 있었다. 그런데 겉보기에는 별 이상이 없어 보였던 아이들에게 문제가 생긴 건 훗날 그들이 성인이 되었을 때였다. 그들 중 대부분이 고혈압이나 당뇨 등의 성인병을 갖게 된 것이다.

왜 그런 일이 발생한 걸까. 전문가들은 태중 경험에 맞춰 태아가 몸의 기능을 조절했기 때문이라 말한다. 엄마의 배 속에서 몹시 굶주렸던 태아는 앞으로 살아갈 세상도 그러한 곳이라 판단한다. 그 결과 영양분이 들어오면 지방세포에 비축하는 쪽으로 몸의 기능을 적응시킨다. 그런 습관이 뇌에 각인되어 태어난 이후에도 비만이 될 가능성이 커지는 것이다. 그리고 비만은 곧 성인병을 부른다.

또 특정 기관의 형성과 발달이 이루어지는 시기에 영양 부족이 발생하면 그 기관의 성장이 부진하게 된다. 태내의 영양이 부족하면 태아는 영양분의 분배를 놓고 선택과 집중을 해야 한다. 영양분이 한정되어 있으니 중요한 순서에 따라 차등을 두어 배분해야만 하는 것이다. 당연히 몸속의 주요한 기관이 우선순위가 되고, 보조적인 역할을 하는 기관들에는 영양분을 할당하지 못하게 된다. 인슐린 분비에 관여하는 췌장 같은 경우가 보조적인 역할을 하는 기관에 속한다. 췌장의 발달이 저해되면 당뇨병에 걸릴 위험성이 높아진다.

이때 영양 부족만이 문제가 되는 건 아니다. 과잉 영양 역시 태아의 인식과 판단에 영향을 주어 심혈관계 질환이나 대사성 질환으로 연결된다. 과도한 스트레스 역시 태아의 정서 발달에 이상을 초래하여 우울증 등으로 이어진다.

임신 10개월 동안 태아는 세상에 적응하고 살아나갈 준비를 한다. 그 준비는 엄마의 배 속에서 겪은 일들을 기준으로 이루어진다. 아기들은 부모로부터 여러 가지 특성을 결정하는 유전자를 물려받는다. 그러나 그 모든 유전자가 활성화되지는 못한다. 태내의 환경에 따라 필요한 유전자만 형질이 발현될 수 있도록 스위치처럼 조절된다. 그 결과 어떤 유전자의 스위치는 켜지고 어떤 것은 꺼진 채로 태어난다. 태아 시절 영양분이 모자란 아이는 최대한 영양을 섭취하는 쪽의 유전자 스위치만을 열어놓는다. 반대로 비만이 되지 않게 조절하는 기능을 가진 유전자는 필요가 없으므로 스위치를 꺼버린다.

이처럼 자궁 속에서 겪었던 환경이 한 사람의 일생을 좌우할 수 있다. 그리고 그 영향은 몸의 건강뿐 아니라 정서적 문제도 포함한다. 엄마의 올바른 영양 섭취는 태아의 정상적인 조직과 기관 발달에 관여할 뿐 아니라 산후 아이의 평생 건강을 결정한다. 엄마의 정서적 안정 역시 평생의 정서에 영향을 끼친다. 전문가들은 특정 유전자의 스위치가 한번 꺼지면 출생 후 그것을 되돌리는 게 쉽지 않다고 조언한다. 인체는 복잡하고 섬세한 것이어서 인위적 노력이 가져올 또 다른 부작용을 예측하기 힘든 까닭이다.

과학은 계속 발달하고 있다. 그러므로 임신 중 좋지 않은 환경에 처했다 해도 만회할 수 있는 방향은 반드시 있으리라 믿는다. 하지만 어떤 일이든 사전에 예방하는 쪽이 좋다. 그런 면에서 태교의 중요성은 백번 강조해도 부족하지 않다. 이미 형성된 틀을 생후에 되돌리려 애쓰는 것보다 배 속에서 성장발달이 이루어질 때 성의를 다해야 한다.

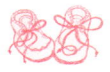

동그라미호흡은 아이의 성격에 영향을 미친다

그리스 철학자인 헤라클리투스는 '성격은 운명이다.'라는 말을 남겼다. 사람은 성격에 따라 행동 양식이 결정된다. 성격이 급한 사람은 앞뒤 가리지 않고 순간적인 감정에 따라 매사를 결정한다. 반면 우유부단한 성격으로 결정을 미루다가 이도 저도 다 놓치는 사람도 있다.

인생은 선택의 연속이다. 선택에 의한 행동과 결과가 축적되며 삶의 궤적이 그려진다. 미래 역시 예기치 못한 상황의 개입이 없는 한 선택의 영향으로 결정될 확률이 높다. 그런데도 사람들은 현재와 미래의 현실을 '운명'이라 부르며, 운명을 탓한다. 하지만 운명은 주어진 환경에 대처하는 자신만의 선택과 행동의 방식, 즉 성격이 만든 결과이다.

그처럼 삶의 방향에 지대한 영향을 끼치는 성격은 어떻게 만들어질까. 우선 부모에게 물려받은 유전 형질이 그 기본 토대를 이룬다. 거기에 후천적인 환경에 따라 달라지는 면도 있다. 앞에 소개한 태아 프로그래밍처럼 태아 시절 받았던 영향도 무시할 수 없다. 똑같은 유전 형질이라 해도 태내 환경에 따라 두드러지게 발현되거나 아예 나타나지 않는 성향이 있다.

가령 임신 중인 엄마가 지속적인 스트레스를 받으면 태아의 산소 공급에 이상이 생기고, 태아는 마치 영양 부족과 같은 상황에 빠졌다고 착각하게 된다. 이것은 후일 성인병은 물론, 정신적인 문제의 원인이 되기도 한다. 실제로 네덜란드 대기근 당시 태어났던 아이들 중 고혈압, 당뇨 등 성인병뿐 아니라 정신적 문제를 지닌 사례도 적지 않았다.

그렇다면 '성격이 좋다.'는 것은 어떤 걸 말하는 걸까. 성격이 좋다는 개념 속에는 자기 긍정과 상대에 대한 존중, 배려, 이해와 공감 능력이 포함된다. 이는 동그라미호흡 안에 내재한 개념, 동그라미호흡의 수련을 통해 얻을 수 있는 효과와 정확히 일치한다.

사람은 누구나 감정의 변화를 겪는다. 누구든 스트레스를 받고 감정적인 굴곡을 겪는다. 착한 사람이든 나쁜 사람이든, 온순한 사람이든 까다로운 사람이든 그 누구에게나 감정에 휘둘리는 순간이 반드시 온다. 그럴 때 필요한 것은 자신의 감정을 다스릴 줄 아는 능력이다. 성격은 어느 정도 타고나지만, 결국 내 삶을 바람직한 방향으로 가게 하는 것은 적절한 조절 능력이다. 화가 나지만 한 걸음 물러설 줄 아는 사람, 슬프고 억울하지만 용서할 수 있는 사람, 타인을 위해 내 욕망을 조절할 수 있는 사람이야말로 진정 성격이 좋은 사람이라고 할 수 있다.

자신의 감정을 조절하기 위해서는 우선 정서적 안정이 선행되어야 한다. 동그라미호흡은 부모의 마음을 편안하게 하고 성격을 조화롭게 만든다. 또한 적절히 조절할 수 있는 감정의 제어 능력을 갖추게 만든다. 그리고 이와 같은 현상은 아이에게도 고스란히 전달되어 아이의 기본적 정서를 안정시킨다. 또 아이는 엄마와 아빠의 음성에 담긴 따뜻한 존중과 배려를 느낀다. 존중과 배려, 이해가 깃든 말하기를 배운 아이 역시 자상하고 따뜻한 성향을 지닐 수밖에 없다. 그리고 무엇보다도 중요한 감정 제어의 방식을 태어나기도 전에 이미 뇌에 각인할 수 있다.

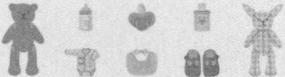

포물선대화는
아이의 성품을 바르게 한다

　성격과 성품은 비슷한 의미이다. 하지만 미묘한 쓰임새의 차이가 있다. 성격이 주로 개인의 감정적, 감성적인 특성을 표현한다면, 성품은 좀 더 사회적인 뉘앙스를 포함할 때 쓰인다. 성격에 대해서는 흔히 '성격이 착하다.' '성격이 더럽다.' '화를 잘 내는 성격이다.' '한 성격 한다.' '성격이 원만하다.' 등의 표현을 쓴다. 성품의 경우는 '성품이 바르다.' '성품이 강직하다.' '성품이 나약하다.' '성품이 너그럽다.' '지조 있는 성품' 등으로 표현한다. 이처럼 '성품'이란 단어 속에는 사회 속에서 자신을 실현해나가는 주체성의 유무, 혹은 사회라는 공동체를 대하는 한 개인의 의식과 자세, 행동 양식 등이 깃들어 있다. 개인의 도덕성이나 윤리 개념과도 관계가 깊다. 사람의 품격이나 됨됨이를 일컫는 인품과 어딘가 상통하는 느낌도 있다.

'성품이 좋다.'는 말의 요체는 딱 두 가지이다. 하나는 자존의식이다. 사랑받고 자란 아이는 자신과 남을 사랑할 줄 안다. 그와 마찬가지로 존중받으며 성장한 아이는 자신과 타인을 진정으로 존중할 수 있다. 동그라미호흡을 통해 한 인격으로서 존중받고 태어난 아이는 자존감이 높을 수밖에 없다. 자존감이 높은 이는 세상에 자신을 함부로 내던지며 살지 않는다. 스스로에게 부끄럽지 않을 양심에 따라 올바른 행동으로 결정할 줄 아는 분별력을 지니게 된다.

다른 하나는 타인에 대한 공감과 소통의 능력이다. 상대와 공감하기 위해서는 상대를 연민으로 바라보고 역지사지할 줄 아는 따뜻한 마음이 있어야 한다. 자신을 공존하는 사회의 일원으로 놓고 또 다른 일원인 상대에게 열린 마음과 자세를 보여주어야 한다. 상대에 대한 존중과 배려, 이해가 담긴 나의 동그라미호흡과 상대의 동그라미호흡 두 개가 만나 소통과 공감의 포물선을 그리지 않으면 안 되는 것이다.

성격이 좋다는 것이 자기감정을 적절히 조절 가능한 능력이 있음을 의미하는 것처럼, 성품이 좋은 것 역시 자신의 생각과 감정,

행동을 잘 제어할 수 있음을 말한다. 인간은 본래 자신의 생존을 위해 스스로에게 이로운 길을 택하게 되어 있다. 모성이나 부성, 혹은 가족애 등의 특수한 경우가 아니라면 자기희생이란 생존 본능에 어긋나는 일일 수도 있다. 이것은 성선설이나 성악설 등의 가치 판단이 개입할 수 없는 객관적 사실이다. 그럼에도 불구하고 사람들은 남을 위해 기꺼이 봉사하고, 자신보다 타인을 배려하며, 공동체와의 조화와 공생을 위해 한발 물러설 줄도 안다.

성품이 올바른 사람이 되기 위해서는 큰 가치, 혹은 함께하는 기쁨을 위해 나아가려는 의지 없이는 불가능하다. 무엇보다도 본능적 이기심을 다스릴 줄 알고, 자신에 대한 절제가 필요하다. 내게 해를 준 사람을 너그럽게 용서하는 관용을 지니지 않으면 안 된다. 그리고 이 모든 것은 스스로가 자신의 의식과 생각, 감정의 주인이 되어 '나'를 제어할 수 있어야 가능한 일이다.

동그라미호흡을 통해 태아는 자아의식과 자존감, 타인에 대한 존중과 이해, 배려심을 배운다. 엄마 아빠의 태담이 그리는 대화의 포물선은 태아에게 소통과 공감, 공존에 대한 태생적인 느낌을 갖게 만든다. 동그라미호흡이 담긴 포물선대화를 듣고 자란 아이는 타인을 존중하고 배려하며, 공존을 위해 자기 자신을 선한 방향으로 제어하는 능력, 즉 좋은 성품을 지닐 수밖에 없게 된다.

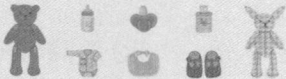

5 엄마 아빠의 목소리 효과는 출산 이후에도 계속한다

지금까지 보이스 스타일링과 태교의 상관관계에 대해 이야기했다. 부모가 들려주는 태담은 가장 효과적인 태교 방식이다. 태담의 효과는 단지 정신적, 정서적 측면에서만 그치는 게 아니다. 아이의 몸과 마음, 두뇌의 발달과 신체 발달을 아우르는 전방위적 측면에서 영향을 끼친다.

그런데 이러한 효과가 제대로 발휘되기 위해 몇 가지 선행되어야 할 것들이 있다. 우선 부모 자신의 몸과 마음이 정화되어야 한다. 조율되지 않은 감정과 말투, 해소되지 못한 일상의 스트레스 등은 아이에게 직접적 위해가 되는 요소들이다. 또 한 개인으로서의 정체성을 확립해야 한다. 그래야 말에 올바른 생각과 느낌, 즉 진심을 담을 수 있다. 아이에 대한 사랑을 바르게 전달하고, 아이에게 말하기의 전범을 보여줄 수 있는 제대로 말하기도 필요하다. 보이스 스타일링은 그 모든 것을 가능하게 한다.

보이스 스타일링의 핵심인 동그라미호흡에 담긴 엄마 아빠의 진심 어린 사랑은 아이의 정서적 능력을 강화한다. 포물선대화를 통해 아이는 엄마와 아빠가 만드는 사랑의 공감대 안에 놓여 있다는 느낌과 함께 정서적 안정감을 받는다. 그리고 타인에 대한 공감과 소통 능력 역시 키울 수 있다. 더 나아가 한 사회 공동체의 일원으로서 함께 나누고 도우며 살아가는 시민적 소양의 토대가 마련된다.

태아 때부터 동그라미호흡과 포물선대화를 몸과 마음에 새긴 아이는 자신의 의식과 감정의 주인이 되어 주체적으로 이 세상을 살아가게 될 것이다. 이는 보이스 스타일링에서 말하는 '나'를 찾는 여정이 아이에게도 투영되는 결과이다. 부모는 태어난 아이가 공부를 잘하길 바란다. 하지만 중요한 것은 공부를 잘하고 못하고가 아니다. 자기 자신이 주체가 되어 앞날의 진로를 결정하고, 자신이 세운 계획에 맞춰 행동을 조절할 수 있는 자율성이 더 중요하다. 확고한 확신이 있고 자기 조절 능력이 있는 아이들은 그 어떤 환경에 처하더라도 위기를 잘 헤쳐나가게 된다. 공부 역시 그 연장선상일 뿐이다.

전문가들은 지식을 자신만의 표현으로 재구성하는 과정에서 그러한 능력이 향상된다고 한다. 누군가에게 어떤 주제나 대상을 설명하려면 본인이 먼저 그 틀과 내용에 대해 상세하게 알고 이해해야 한다. 듣는 사람이 잘 이해할 수 있도록 쉽게 설명할 줄 아는 사람은 그만큼 그 주제에 대한 장악력, 즉 포괄적인 이해력과 통찰력을 확보했다는 뜻이다. 이는 자신의 감정 표현에도 해당한다. 보이스 스타일링의 생각하고 말하기가 추구하는 바와 정확히 일치한다.

태교는 한 사람의 평생을 좌우하는 성격, 성품, 건강, 더 나아가 삶의 방식을 송두리째 바꿀 수 있다. 그리고 보이스 스타일링 역시 태아가 태어나고 성장하여 성인이 된 이후에도 세상을 살아나가기 위한 유용한 말하기 방식으로 평생 함께하는 동반자가 될 것이다.

보이스 스타일링은 끝없이 성장한다. 이제까지 우리는 보이스 스타일링의 여러 과정을 배우고 익혔다. 그러나 그 방법을 모두 알게 되었다고 해서 그것이 끝은 아니다. 성인이 된 아이의 성장이 종결된 게 아니라는 것과 같다. 아이도 어른도, 인간은 모두 죽을 때까지 성장을 계속한다. 보이스 스타일링을 통해 부모와 아이 모두가 함께 성장한다면 그보다 더 이상적이고 바람직한 현상은 없을 것이다.

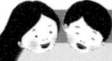 김나연·신효재의 보이스 스타일링 Tip

"보이스 스타일링-아이의 탄생과 성장을 함께하라."

엄마와 태아에게 출산과 탄생은 열 달간의 공들인 여정이 완성되는 가장 힘겨운 고지이다. 엄마가 힘든 것처럼 낯선 세상 밖으로 나오는 아이도 똑같이 힘들다. 그러므로 동그라미호흡에 부드러운 말을 실어 아이에게 용기를 북돋고, 아빠 역시 엄마와 아기에게 따뜻한 포물선대화로 자주 말을 걸어주어야 한다.

 아기와 산모의 불안감과 긴장감을 덜어줄 작은 이벤트를 준비하는 것도 좋은 방법이다. 동그라미호흡을 이용하여 엄마 아빠의 음성 편지를 녹음해보자. 세상과의 첫 만남을 앞둔 아기를 향한 응원, 아기에게 전하는 초보 부모의 각오 등 그 어떤 내용이라도 상관없다. 진심이 담긴 엄마 아빠의 음성 편지는 곧 태어날 아이에게 최고의 선물이 될 것이다.

 동그라미호흡 안에 내재한 복식호흡은 출산 시 통증을 줄이고 아기에게 다량의 산소를 공급하는 필수적인 호흡법이기도 하다. 하지만 출산이라는 긴급한 상황에서 실질적으로 시행하기란 쉽지 않다. 그러나 이제까지 동그라미호흡을 열심히 연습했다면 유용한 출산의 도구를 이미 몸에 자연스레 익힌 것이다. 배 속에서, 그리고 출산이라는 힘겨운 과정에서도 함께했던 동그라미호흡은 아기가 태어나 겪는 성장과 발달의 과정에서 그 무엇보다도 든든한 삶의 동반자가 될 것이다.

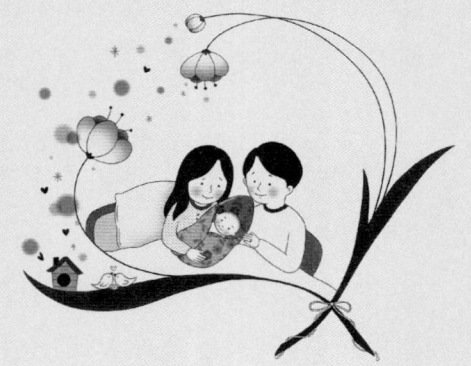

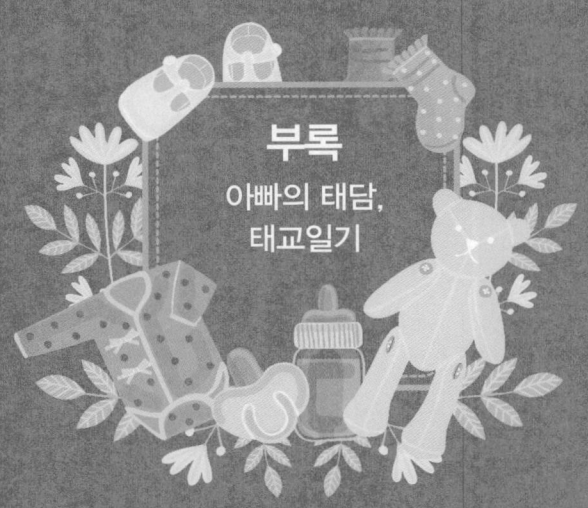

부록
아빠의 태담, 태교일기

🔊 '부록의 모든 내용은 https://cafe.naver.com/voicestyling 에서 바로 들으실 수 있습니다.'

아빠의 태담

 주차

안녕? 만나서 반가워.
일단 미안해. 너무 늦게 알았어. 너의 존재를….
네가 이 세상에 존재하게 되었다는 얘기를 듣는 순간,
난 그 자리에 굳어버리고 말았단다.
이제 너와 너의 엄마, 그리고 너의 아빠인 나, 이렇게 셋이서 만들어가는
새로운 이야기가 세상과 호흡하기 시작했어!
어때? 많이 설레지? 나도 그래.
내 옆에서 지금 너의 엄마는 행복한 미소를 짓고 있단다.
반갑다. 우리 아가!

 주차

어때? 거기는?
좀… 안정감이 드니?
분명 아빠도 겪었던 경험인데도 너무 오래된 일이라 잘 생각이 안 나.
네가 얘기를 해주면 참 좋겠지만, 너는 아직 말을 못하니까
나중에 말을 할 수 있게 되면 그때 이야기해주렴.
그 대신 네가 말을 할 수 있기 전까지는 엄마랑 아빠가 너한테 많은 얘기를 들려
줄게. 알았지?
일단 오늘은 푹 쉬어, 아가~.

 주차

아가야, 오늘은 날씨가 참 맑아.
너희 엄마를 만나 첫 데이트를 했을 때도 꼭 이런 날이었단다.
하늘은 푸르고, 새하얀 구름이 우리의 데이트를 엿보았지.
지금의 너는 아직 상상도 못할 거야.

세상은 참 아름답단다.
네가 빨리 이 세상에 나와서 지금의 이 기분을 느껴봤으면 좋겠어.
엄마랑 아빠는 한때 수줍게 손을 잡고 거리를 거닐었단다.
나중엔 네가 우리 사이에 서서 손을 잡고 거리를 거닐겠지?
엄마 배 속에서 건강하게 자라렴, 우리 아가!

4 주차

사실 너의 존재를 알게 된 건 오늘이야.
아직도 잊히지 않아. 아니 평생을 가도 오늘을 잊지 못할 거야!
너를 배 속에 품었다고 말하던 엄마의 표정을 말이야….
나중에 네가 태어났을 때 그 표정을 보여주고 싶다. 정말로 말이야.
그때 아빠가 네 엄마 얼굴을 사진으로 찍어놨어야 했는데….
언젠가 너도 엄마 아빠가 겪은 오늘을 알게 되겠지?
내가 지금 이렇게 흥분하는 이유를 말이야!
우리에게 와줘서 정말 고마워~.

5 주차

아가, 오늘 너희 엄마가 웬일인지 일찍 일어나서 맛있는
아침을 해준 거 있지?
이건 비밀인데 원래 네 엄마는 아침잠이 많거든, 흐흐.
그런데 오늘은 글쎄 닭개장을 먹자며 나를 깨우는 거야. 세상에…!
닭개장이라니, 상상이 돼?
깜짝 놀란 나는 네 엄마가 차린 아침 밥상 사진을 찍느라고 정신이 없었어.
근데 더 놀라운 게 뭔지 알아?
그 닭개장이 정말 맛있었다는 거야.
너도 엄마한테 오늘 수고했다고 말해주렴.
아빠도 말할게.
"여보~, 오늘 아침 닭개장은 정말 최고였어요. 사랑해요!"

6 주차

오늘은 네가 우리에게 와준 게 실감이 나지 않아서 한동안 멍하니 있었단다.
'이게 남들이 말하는 책임감인가?', 그런 생각도 들고 말이야.
엄마와 나는 너를 느끼려고 배에 손을 댄 채 한동안 집중했단다.
물론 너는 아무 반응을 하지 않았지만 말이야. 하지만 너도 느끼고 있지?
지금도 엄마의 배 위에 아빠는 손을 올려놓고 너에게 말을 건네고 있어.
"안녕~!" 하고.
하루하루를 소중하게 생각하며 너와 함께하리라 다짐했어.
또 우리는 너를 부를 이름을 고민하고 있단다.
다음에는 너에게 '아가~'가 아닌 멋진 이름으로 불러줄게!

7 주차

흠흠… 좀 쑥스럽네. 너의 태명을 부르자니 말이야.
네가 말을 할 수 있다면 너의 의견도 들었을 텐데….
그래도 신중히 고민 끝에 지었으니 네가 좋아했으면 좋겠네.
엄마랑 내가 지은 너의 이름은…
있잖아…, 웃지 마~.
바로… '똥똥이'야!
흐흐, 어때? 맘에 들어? '똥똥아!'
네 맘에 들었으면 좋겠다.
'똥똥이'는 특별한 의미가 있어.
바로 네 엄마의 별명이었어. 엄청 귀엽지? 사랑스럽지?
네가 막상 세상으로 나오면 '똥똥이'라고 부르고 싶어도 그럴 수가 없어.
그러니까 그곳에 있을 때 실컷 즐겨두렴, 사랑하는 똥똥아!

8 주차

똥똥아~, 별일 없지?
요즘 들어서 나는 이상하게도 계속 구름 위를 걷는 기분이야.

물론 실제로 구름을 걸어본 적은 없지만,
구름을 걷는다면 이런 기분이 아닐까 생각한다는 거야.
막 일을 하다가도 멍하니 너를 생각하고 있어.
그러다보면 입가에는 미소가 흐르고, 몸이 두둥실 날아오르는 기분이야.
친구들한테 이런 나의 기분을 얘기했더니 크크, 글쎄 네가 태어났을 때
내 표정이 벌써 기대가 된다는 거 있지?
아직 난 상상도 못해봤는데 말이야.
어쨌든 진짜 삶의 비타민이란 게 이런 게 아닌가 하는 생각이 드네?
잘 자!

9 주차

똥똥아, 괜찮지?
아까 퇴근하고 집에 왔는데, 엄마가 오늘 너무 놀랐다는 거야.
집에서 차를 끓여 마시다가 그만 찻잔을 놓쳐서 깨뜨렸다지 뭐니.
다행히 어디 다친 데는 없는데, 엄마도 너도 놀라지 않았겠냐며
걱정을 엄청 했어.
너 정말 괜찮은 거지? 뭐라고 대답 좀 해봐, 똥똥아! 힝….
사실 아빠는 걱정 안 해. 왜냐면 네 엄마는 엄청 강한 사람이거든!
절대로 너를 놀라게 하거나 아프게 하지 않았을 거야. 그치, 여보?
아악! 똥똥아! 네 엄마가 나 때린다! 크크, 여보 미안~.
이 아빠가 항상 네 엄마랑 너를 지켜줄게!

10 주차

요즘은 집에 들어오자마자 너한테 인사하는 게 일상이 되었네.
전에는 말이야, 집에 들어와서 네 엄마랑 인사를 하고 입을 맞추고
옷을 갈아입고 씻는 게 일상이었다면,
지금은 소파에 앉아 10분 정도 너랑 오늘 있었던
이런저런 이야기를 나누는 게

당연하게 되어버렸어.
아빠는 그게 참 좋은데, 우리 똥똥이는 어떠려나? 똥똥이도 좋지?
내일도 모레도 우리 같이 얘기 나누자~.
아빠가 재밌는 얘기 많이 준비할게!
똥똥이 잘 자~.

11 주차

똥똥아, 잘 있지?
네가 별 탈 없이 하루를 보냈는지가
요즘 우리의 가장 큰 관심사란다.
지금 이 시기가 너를 가장 조심히 돌보아야 하는 시기래.
생각만 해도 아찔하지만, 혹시 모를 위험한 상황을 대비해
엄마는 매초, 매분 너의 안전만을 생각하고 있어.
나중에 네가 이런 엄마의 노력을 알아줬으면 좋겠다.
물론 아빠도 엄청 노력하고 있고. 흠흠….
엄마 아빠가 노력하는 만큼 너도 엄마 배 속에서 건강하게 자라주어야 해!

12 주차

똥똥아, 정말 너란 녀석은…!
너의 존재감을 유감없이 뽐내는구나?
너 때문에 엄마가 너무 고생한다….
네 엄마 먹는 거라면 정말 사족을 못 쓰는데….
요새는 뭐만 먹었다 하면 입덧을 하는구나. 정말 보기 안쓰러워.
그래도 그게 자연스러운 현상이라고 하니 할 말은 없는데,
그냥 너한테 푸념이라도 좀 해보는 거야.
엄마 좀 그만 괴롭혀라. 아빠 마음이 찢어진다.
아니면 차라리 그냥 아빠 배 속으로 옮겨올래? 응?

13 주차

똥똥아, 인간 대 인간으로 잠깐 얘기 좀 할까?
히히, 아빠가 잠깐 농담한 거고
왜 이렇게 조심해야 할 것이 많은지 모르겠다.
뭐 당연한 일이니까 기분 좋게 지키고는 있지만,
엄마는 특히 조심해야 할 음식들에 관심이 유난히 많아.
원래 네 엄마가 카페라테 마니아였거든.
그런데 오늘은 그동안 참았던 게 못내 서러웠는지
아주 귀여운 한탄을 하더라고. 그것도 한참이나….
엄마 아빠가 되는 길은 정말 멀고도 험한 것 같아.
커피 한 잔 제대로 못 마시는 네 엄마를 보고 있자면
내가 대신 너를 품고 싶다는 생각이 들어.
진짜야, 진짜! 물론 넌 내 배 속보다 엄마 배 속이 더 좋겠지만 말이야.

14 주차

오늘은 퇴근길에 오랜만에 라디오를 들었어.
'배철수의 음악캠핑'를 듣는데 내가 예전에 즐겨 들었던
음악들이 흘러나오더라.
그러다 문득 그런 생각이 들었어.
나중에 꼭 너랑 '배철수의 음악캠핑'를 들어야겠다고.
'배캠'에는 가끔 아빠와 아이가 같이 듣고 있다는 사연이 나오는데
그때마다 생각했어.
나중에 나도 아이가 생기면 같이 영화도 보고 라디오도 들으면서
서로가 좋아하는 것들을 얘기하고 즐겨야지, 하고 말이야.
똥똥아, 세상에는 너무나도 재밌고 신나는 것들이 많아.
어서 나와서 엄마 아빠랑 실컷 놀자고!

15 주차

오랜만에 가족들이 모인 자리였는데,
종일 하고, 또 하고, 또 하고…. 온통 네 얘기뿐이었어, 똥똥아.
앞으로도 너는 사랑을 듬뿍듬뿍 받을 거야.
할머니도 할아버지도, 삼촌도 이모도, 전부 너를 보고 싶어서
아주 난리가 났었어.
아이고, 이 사랑둥이 같으니라고!
근데 덕분에 네 엄마가 좀 피곤했을 거야.
엄마한테 빨리 '고생했어요, 엄마~.'하고 말해줘.
… 네가 못 한다면 아빠가 대신해줄 수밖에….
"여보! 오늘 고생 많았어요! 어서 푹 쉬어요!"

16 주차

똥똥아~, 너 많이 컸다!
이제 제법 '엄마 아빠, 나 여기 있어요! 보세요~.' 존재감을 드러내는 것처럼
네가 부쩍 큰 느낌이 든다.
네 엄마 아랫배가 꽤 나왔어. 뭐… 밥을 많이 먹을 때마다 나오긴 했지만 말이야.
배가 좀 나온 걸 보니 이제 너의 존재가 더더욱 실감이 나는 것 같아.
아야! 똥똥아, 네 엄마가 때린다! 아야! 자꾸 배 얘기하지 말라고….
에고, 맞아요. 이건 똥배가 아니야, 그치? 똥똥이 배지?
그치, 여보~? 우리 여보야는 밥을 먹어도 배가 나오지 않아요.
이건 똥똥이 배예요~.
힝… 똥똥아, 아빠가 이렇게 산다….
아야!

17 주차

오늘은 엄마랑 네 방을 꾸밀 계획을 세웠어.
제일 처음으로 너의 침대를 샀지!

어쩜 침대가 이렇게 귀여울 수가 있니?
만약 하늘에서 아기 천사가 내려온다면
아마 네 침대에서 자고 가지 않을까 하는 생각이 들어.
그동안 하도 많은 쇼핑을 해서인지 네 엄마 쇼핑 감각은 역시 끝내주는 거 같아.
아야! 에고…!
알았어, 장난 안 칠게. 아빠 또 맞았다, 똥똥아…!
오늘은 침대랑 베개, 이불, 그리고 장난감 몇 개만 샀어.
그런데도 실감이 나더라.
네가 우리 곁에서 '응애~ 응애~' 하고 우는 모습이 말이야.
너를 위해 앞으로 준비해야 할 것들이 참 많아.
왜 벌써 이렇게 신이 날까, 똥똥아? 너도 신나지? 그치?

18 주차

너 무슨 짓을 한 거니, 똥똥아?
오늘 엄마가 나한테 부랴부랴 달려오더니 배를 만져보라는 거야.
네가 움직였다고!
진짜 그랬어? 그런데 왜 지금은 가만히 있는 거야? 힝, 또 움직이면 안 돼?
나도 네가 움직이는 걸 느껴보고 싶단 말이야, 똥똥아.
엄마랑 아빠를 차별하는 건 아니지? 그치?
그런데 왜 안 움직이는 거야? 아빠가 이렇게 기다리고 있는데….
지금 한창 잘 시간이어서 그런가?
어쨌든 네가 뭔가 우리에게 반응을 보여줘 정말 고맙고 신기하다!
똥똥아! 빨리빨리 또 움직여봐~!

19 주차

똥똥아! 이제 네가 움직이는 게 당연한 일이 되었어.
그만큼 네가 건강하다는 뜻이지? 맞지? 그걸 발길질로 표현하는 거지?
저번 주까지만 해도 내가 있을 때는 움직이지 않더니,

요새는 나한테도 걸핏하면 인사해줘 고마워, 똥똥아!
발길질할 때마다 네가 무슨 말을 하는 거 같아서 정말 정말 신기한 거 알아?
근데 아빠는 조금 걱정도 돼. 네가 자꾸 발로 차면,
음… 내가 사랑하는 여자가 아프지는 않을까, 하고 말이야.
히히, 이건 오바인가?
똥똥아, 부탁할게! 너무 세게 차진 말아줘!

20주차

너와 교감을 나누는 방법에 대해서 연구 중이야.
그래서 엄마 아빠는 책도 많이 읽고 공부도 열심히 한단다.
하지만 제일 중요한 건 이렇게 너와 나누는 대화라고 생각해. 너도 동감하지?
이쯤이면 네가 우리 소리를 들을 수 있다고 하더라고.
정말 엄마 아빠 목소리가 들리는 거야, 똥똥아?
이제 진짜 우리가 교감을 할 수 있는 거야? 너무 신기하고 행복하다.
너한테 멋진 목소리를 들려주고 싶어서
아빠는 요새 '보이스 스타일링'을 열심히 연습하고 있어.
자, 들어봐. 흠, 아, 아. 안녕, 똥똥아?
어때? 아빠 목소리? 꽤 멋있지 않니?

21주차

엄마의 몸무게가 부쩍 늘었어. 물론 아빠는 전혀 아무렇지 않아.
너를 가지기 전에도 아빠는 네 엄마의 몸무게에 대해… 관대하다고나 할까?
흐흐! 그냥 잘 먹고, 잘 자서, 적당히 살진 모습이 자연스럽고 좋다고 생각해.
근데 요새 정말 네 엄마는 네 몫까지 2인분을 먹고 있어.
몸이 무겁다고 투덜대면서도 말이야.
진짜 거의 2인분을 먹는데, 그게 이상한 일은 아니잖아.
나는 그냥 네 엄마가 마음 편히 잘 먹었음 좋겠어.
스트레스받지 말고.

때때로 나는 너를 내 배 속에서 키우고 싶다는 생각도 한다니까.
진짜야! 근데 가끔 그런 생각을 하면 말이야, 재미있을 것 같기도 해.
이런 생각을 하는 건 아빠 혼자만은 아니겠지, 똥똥아?

22 주차

오늘은 엄마와 함께 치과를 다녀왔어. 충치 치료를 한번 받는 게 좋다더라고.
혈압이나 호르몬 때문에 엄마 이가 많이 상한 것도 같아서.
더 늦어지면 엄마 이가 아파서 먹는 것도 제대로 못 먹을 수도 있잖아.
그런 생각만 해도 아빠는 마음이 아프다.
먹는 걸 그렇게 좋아하는 엄마인데,
너를 품고 나서는 여러모로 신경 쓸 게 많아서 입맛이 예전 같지 않은가봐.
똥똥아, 네가 엄마 좀 편하게 해드려. 알았지?
아빠가 이렇게 부탁할게.

23 주차

오늘은 우리 똥똥이에게 무슨 일이 있었나?
똥똥아, 오늘 왜 이렇게 많이 움직였어?
무슨 재미있는 일이라도 있었어? 엄마가 호들갑을 엄청 떨었어.
네가 오늘 아주 많이 움직였다면서.
분명 무슨 좋은 일이 있었던 게 분명하다는 거야.
좋은 꿈을 꿨거나, 아니면 자기랑 무슨 교감을 했다나…, 어쨌다나.
하여튼 네 엄마가 흥분했을 때는 세상 그렇게 귀여울 수 없단다.
너도 엄마를 닮아서 엄청 귀엽고 사랑스럽겠지?
무슨 좋은 일이 있었는지는 모르겠지만, 그 기분 그대로 좋은 꿈꾸렴,
우리 아가~.

24 주차

똥똥아, 너 잘 먹고 잘 자고, 정말 편한가보다. 요새 들어 부쩍 자란 게 느껴져!
엄마 배 속이 얼마나 편하면 그렇게 빨리 크는 거니!
아빠가 출장을 다녀와서, 한… 3일 정도 못 봤을 뿐인데
그 사이 어쩜 이렇게 컸니?
아닌가? 내 바람이자 착각인가? 아니야! 분명 엄청 컸어. 그치, 똥똥아?
출장에 가 있는 동안 네 엄마랑 네가 보고 싶어서 아주 그냥 혼났다!
다음에 출장 갈 때는 같이 가야겠어. 아니, 그냥… 출장을 안 갈래.
똥똥아, 아빠 가지 말라고 해봐. 그럼 안 갈게~.

25 주차

똥똥아~,
오늘은 날씨도 좋고 미세먼지도 없어서 엄마랑 같이 산책을 나갔었어.
천천히 걸으면서 좋은 공기도 마시고, 너에 대한 이런저런 얘기도 하니
정말 좋더라고.
그러면서 너의 손을 잡고 걷는 상상도 했단다.
아빠도 말이야, 예전에 부모님의 손을 잡고 비행기도 타고 점프도 하면서
신나게 걸었던 행복한 기억이 남아 있거든.
너를 만나고 난 후부터는 무엇을 하든지 너와 함께하는 상상을 하게 돼.
그러면서 나 역시 부모님과 함께한 어린 시절도 추억하게 된단다.
삶이란 게 참 이렇게 도는구나. 아름답고 예쁜 원을 그리면서 말이야.

26 주차

똥똥아, 네 엄마가 손발이 저리다고 구시렁거리네.
근데 진짜 엄청 저려서 그런 거야.
왜냐면 네 엄마는 엄살 잘 안 부리거든. 진짜 멋진 여잔데 말이야.
아무래도 똥똥이 너를 돌보느라 몸의 변화가 많이 생긴 모양이야.
똥똥아, 배 속에서라도 네가 엄마 좀 많이 도와줘~.

밖에서는 아빠가 잘 돌봐줄게, 알았지?
웬만하면 티를 내지 않는 네 엄마인데, 좀 걱정된다.
여보~, 많이 힘들지? 언제든 필요한 게 있으면 말해! 내가 다 해줄 테니까!
알았지?

27 주차

아직은 엄마 배 속이라 잘 모르겠지만,
나중에 네가 좋아하게 될 동물들이 세상에는 참 많아.
그중에서도 강아지는 네 맘에 쏙 들 거야. 강아지는 진짜 귀엽거든.
아, 물론 우리 똥똥이만큼은 아니지만.
오늘은 네 엄마가 처녀 때 키우던 다롱이를 오랜만에 보고 왔어.
다롱이는 오래도록 함께 지낸 우리 가족이야.
그래서 그런지 네 엄마가 참 미안해하더라고. 다롱이와 자주 못 봐서 말이야.
나중에 똥똥이가 세상에 나오면 꼭 다롱이와 인사시켜줄게!
똥똥이랑 다롱이는 좋은 친구가 될 수 있을 거야. 그치, 여보? 히히.

28 주차

과연 네가 좋아하는 음악은 뭘까? 뭐 클래식은 기본이겠지?
럭셔리하고 품격 있게 말이야, 흐흐.
그리고 그것 말고… 또 뭐가 있을까?
고민하다가 평소 엄마의 아빠가 즐겨 들으셨다는 60~70년대 올드팝을 좀
들려줄까 하는 생각이 들었어.
근데 올드팝은 또 LP로 들어야 제맛이거든.
그래서 엄마랑 같이 LP 플레이어를 주문했어. 그리고 올드팝 LP도 몇 개 샀고.
너에게 들려주기 위한 건데 왜 내가 신이 나는지 모르겠다, 똥똥아.
자, 한번 들어봐. 어때? 좋지? 정말 좋다….
앞으로 아빠가 자주 들려줄게! 오우~, 렛 잇 비!

29 주차

요새 엄마가 많이 힘들어해. 배도 많이 뭉치고 살살 아프대.
아이고, 내가 뭐라도 도와주고 싶은데 아빠가 해줄 수 있는 게 많지는 않아.
똥똥아, 네가 엄마 좀 안 아프게 하면 안 될까?
너도 네 엄마를 아프게 만들고 싶지는 않잖아, 그렇지?
그런데 엄마는 이게 다 건강한 너를 만나기 위한 과정이라고 생각하고 참을 수 있대.
하지만 나는 너무 마음이 아프네.
네가 조금만 도와줘, 똥똥아. 응?

30 주차

똥똥아, 오늘은 엄마와 함께 너의 옷을 사러
오랜만에 쇼핑을 나왔단다.
아직 너의 얼굴을 보지 못했지만,
왠지 너는 엄마를 닮아서 참 예쁠 것 같아. 맞지?
이거 봐. 짜잔~, 너랑 잘 어울릴 것 같아 고른 옷이야.
근데 어쩜 그리 예쁜 옷들이 많니? 옷을 고르기가 너무 힘들었던 거 있지.
네가 아빠를 닮으면 보세 옷을 좋아할 거고, 엄마를 닮으면…,
음… 명품 옷을 좋아할 텐데… 어떨까? 흐흐, 이런저런 생각만으로도
너무 좋다, 똥똥아.
빨리 태어나서 엄마 아빠가 준비한 예쁜 옷들 맘껏 입어보렴!

31 주차

똥똥아, 오늘은 엄마랑 분위기도 낼 겸 극장에 갔어.
연애 시절 우리가 참 재밌게 봤던 로맨스 영화를 재개봉했더라고.
그 영화를 보면서 잠시나마 연애 때 그 추억을 되새겨보았단다.
엄마 아빠를 닮아서 너도 영화를 엄청 좋아할 거란 생각도 했어.
근데 아무리 봐도 말이야, 난 여자를 참 잘 만난 거 같아.

영화 속 주인공보다도 네 엄마가 훨씬 매력적이고 예쁘니까 말이야.
이거 그냥 던지는 멘트 아니야. 똥똥아, 진짜야. 나중에 확인해봐~.

32주차

오늘은 엄마가 평소에 안 하던 재채기를 몇 번이나 하는 바람에
아주 그냥 식겁했어.
감기라도 걸리면 큰일이거든. 약도 못 먹는데 얼마나 힘들겠니?
근데 저녁때가 되니까 거짓말처럼 엄마 기침이 사라지더라고.
어찌나 다행이던지…. 아마도 단순한 알레르기였던 거 같아.
건강하다는 게 진짜 이렇게 감사한 일인 줄 몰랐어.
앞으로는 더욱 감사한 마음으로 더욱 건강하게 너를 맞을 준비를 해야겠다는
생각이 들었어.
너도 꼭 건강한 모습으로 우리에게 오렴!

33주차

똥똥아, 글쎄 있잖아…. 오늘은 아빠가 엄마 흉 좀 조금만 보면 안 될까?
에잉, 안 되겠지? 겨드랑이 어택!이 들어올 수도 있으니까.
사실 오늘 회사에서 너무 힘든 일이 있었거든.
그래서 엄마한테 위로받고 싶어서 생떼 좀 부렸다가 그냥 단칼에 거부당한
거 지!
그런 안 좋은 얘기를 똥똥이가 들으면 안 된다고
저기 구석에 가서 혼자 잘 승화시키고 오라는 거야. 진짜 이게 뭐야?
근데 다시 생각해보니 네 엄마 말이 옳은 거 같아. 너희 엄마 참 현명하지 않니?

34주차

똥똥아, 네가 태어나면 아빠가 '남산'이란 곳을 보여줄게.
그 남산이 지금 딱 네 엄마 배같이 생겼거든.

아빠의 엄마, 그러니까 할머니도 아빠를 배 속에 품고 있을 때
배가 남산만 했다고 하시던데, 어쩜 그 말이 이렇게 찰떡처럼 실감 나니?
정말 남산 같아, 네 엄마 배. 크크!
나중에 똥똥이 너도 남산처럼 크고 든든한 사람이 돼야겠는걸!
남은 시간 튼튼한 나무처럼 건강하게 자라서 나와~.

35 주차

요즘 엄마가 열심히 홈트레이닝을 하고 있어서,
나도 옆에서 열심히 도와주었어.
같이 운동하는 모습이 좀 웃기긴 하더라, 흐흐.
조금 버거운 움직임은 내가 함께 해주고 호흡해주었는데,
우리 똥똥이도 그 호흡을 느꼈을까 싶네!
나중에 우리 가족이 함께 산책도 하고 운동도 하는 상상을 해보니까
아빠가 열심히 체력을 길러야겠다는 생각이 들더라.
아빠가 힘이 좋아야 열심히 놀아주지.
똥똥아, 나중에 아빠 체력 약하다고 놀리기 없기야!
이래 봬도 아빠는 노력형이라고….

36 주차

엄마 식탐이 터졌네! 요새 왜 이렇게 많이 먹는 건지 모르겠어.
지금 이 시기가 체중조절에 유의해야 할 시기라는데… 큰일이다, 똥똥아!
혹시 네가 엄마한테 먹을 걸 달라고 계속 조르는 거니?
그런 거라면 조금만 참아주면 안 될까?
너를 위해서도 엄마를 위해서도 말이야.
대신에 아빠가 나중에 맛있는 거 원 없이 사준다고 약속할게, 똥똥아.
아, 물론 아빠는 잘 먹는 네 엄마가 여전히 너무 사랑스러워.
하지만 둘의 안녕과 건강을 위해서야. 넌 이 아빠 마음 이해하지?
그럼 아빠랑 약속하는 거다!

37 주차

엄마의 자궁수축 진통이 주기적으로 오기 시작하네.
이제 진짜 네가 우리를 만나러 나올 날이 얼마 남지 않았어.
예쁜 엄마 배꼽은 어느새 참외 배꼽이 되었어, 흐흐.
엄마는 속상해하지만 난 그 배꼽이 너무 귀여워.
네 배꼽이랑 겹쳐져 보여 더 그런 것 같아.
그리고 배꼽뿐이 아니야. 아빠는 네가 엄마를 아주 많이 닮았으면 싶단다.
네 엄마는 우주 최강미녀거든~. 너도 나중에 보면 깜짝 놀랄걸!

38 주차

미리 준비한 너의 방을 한참 동안 바라보았어.
너의 침대, 너의 옷, 너의 신발, 너의 인형….
너는 세상에 나오자마자 참 많은 것을 가지게 되겠어.
이런 생각에 혼자 살짝 부럽기도 했어, 네가. 흠, 농담이야.
그러면서 아빠도 아빠의 부모님이 나를 위해 해주셨던 많은 것들을 떠올렸어.
그분들에게 받은 사랑을, 아니 그 이상을 너에게 주는
좋은 부모가 될 수 있겠지?
왜 갑자기 이리 숙연해지는지 모르겠다.
미안, 네 덕분에 아빠는 진짜 어른이 되나봐.
갑자기 엄마랑 아빠가 보고 싶네.

39 주차

오늘은 오랜만에 엄마와 함께 오붓한 시간을 보냈어.
그런데 예전과 다른 게 있다면 우리 대화의 주제가 온통 똥똥이 너라는 거지.
똥똥이, 우리 똥똥이.
너라는 존재가 과연 우리 가족에게 어떤 의미인지
더 깊이 생각해볼 수 있는 시간이라 너무 좋았어.
고마워, 똥똥아. 우리에게 이런 시간을 줘서. 그리고 우리와 함께해줘서.

이제 곧 세상의 빛을 볼 우리 똥똥이.
아빠와 함께 나눴던 이 모든 이야기가 진심으로 너에게 닿기를…!

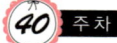 **주 차**

이제 곧 너를 만날 생각에 설레는 나머지 엄마랑 아빠는 매일매일 잠도 제대로 못 잔단다.
네 얼굴을 보자마자 엄마 배 속의 너와 함께 보낸 40주간의 날들이 주마등처럼 스쳐 지나갈 것 같아.
그리고 우리 가족은 인생의 새로운 시작을 함께하게 될 거야.
정말 보고 싶구나. 사랑하는 우리 똥똥이.
너무나도 소중하고 감사한 존재, 우리 아가.
어서 건강한 모습으로 엄마 아빠에게 오렴.
사랑해!

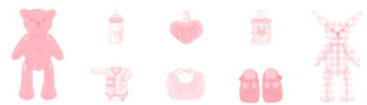

아빠의 태교일기

2016년 3월 3일

하, 오늘 아내에게서 임신했다는 이야기를 들었다.
생각지도 못했던 소식에 한동안 멍해 있었다.
아빠… 하… 아빠…, 아직은 아빠가 된다는 실감이 나지 않았다.
내가 정말 좋은 아빠가 될 수 있을까?
설렘 반, 걱정 반이다.

2016년 3월 13일

오늘 아내가 병원에 들렀다.
유산기가 없다는 의사 소견에 한시름 놓았다.
사소한 것 하나하나가 정말이지 크게 다가온다.
소중한 아가야! 엄마 아빠 걱정시키지 말고 건강하고 무탈해라. 알겠지?
약속!

2016년 3월 20일

우리 아이의 태명을 '별'이라고 지었다.
밤하늘에 떠 있는 아름답게 빛나는 별.
별아! 어서 빨리 만나고 싶지만, 지금은 참을게.
건강하게 엄마 배 속에서 잘 지내!
때가 되면 그때 보자.

2016년 3월 29일

아내가 본격적으로 입덧을 한다.
아이고, 진짜 힘들 텐데….
음식 냄새도 못 맡고 저렇게 고생하는 모습을 보니까

차라리 내가 임신하고 싶다는 생각이 들었다.
그러니까 짜증이 날 법도 하지. 입덧 진짜 힘들다 하던데….
사랑하는 별아, 내 여자 너무 힘들게 하지 말아줘!
아빠가 이렇게 부탁할게, 응?

2016년 4월 1일

아내의 하혈 소식에 심장이 미친 듯이 쿵쾅였다.
'혹시 잘못된 일이 아닌가?' '이럴 땐 어떻게 해야 하지?'
진짜 아무 경황이 없었다.
'제발… 제발 두 사람 다 무사하길….'
내가 할 수 있는 건 기도밖에 없다. 정말이지 그땐 내가 너무 무력하게 느껴졌다.
다행히 아내한테 전화가 와서 괜찮다는 소리를 들었다.
다리에 힘이 풀려서 주저앉다시피 의자에 앉았고, 나 자신을 애써 다독였다.
'그래, 그만하길 천만다행이다!'
아이고, 별아! 언제쯤이면 너 엄마 아빠 마음 편하게 해줄래?

2016년 4월 17일

아내의 입덧이 점점 심해진다.
그리고 아내가 좀 우울해하는 것 같다.
오늘 침대에 누워서 울고 있는 모습을 보니 내 가슴이 찢어질 듯 아팠다.
도대체 입덧은 왜 하는 걸까? 그리고 언제쯤이면 입덧이 끝나는 거지?
제발 빨리 잘 먹었으면 좋겠다.
안 그래도 먹는 거 엄청 좋아하는데….

2016년 4월 29일

아내와 같이 초음파로 별이의 심장 소리를 들었다.
세상에… 그 작디작은 몸에서 뛰는 심장 소리가 그렇게 우렁차다니…!

나중에 운동선수를 시켜야 하나?
진짜 그럴까?? 돈도 많이 벌 텐데…. 히힛!
뭐, 아내는 반대할지도 모르지만.
그래도 적성에 맞는다면 지켜봐야지? 딸이든 아들이든 상관없이….

2016년 5월 6일

급히 잡힌 회사 출장으로 임신한 아내를 혼자 둘 수밖에 없었다.
미리 장모님께 전화해 부탁을 드리긴 했는데….
그래도 내가 없으니 걱정이 된다.
집으로 돌아가는 순간까지 제발 아무런 문제도 없었으면 좋겠다.
걱정을 안고 출장을 간다, 별아.
엄마 속 썩이지 말고 엄마랑 잘 있어!
아빠 금방 갔다 올게! 알았지?

2016년 6월 15일

하히, 아내가 배가 뭉친다고 마사지를 요청해왔다.
이게 얼마 만의 스킨십이야, 아이, 참….
마사지 오일을 손에 듬뿍 발라서 뭉친 부위를 살살 만져줬다.
쓰읍, 표정을 보아하니 마사지가 꽤 마음에 드는 눈치다.
그래, 내가 한 마사지하지! 여보, 내가 앞으로 더 자주 해줄게!

2016년 6월 30일

"오빠! 별이가 움직였어!"
아내의 들뜬 소리가 들렸다!
놀란 나는 아내의 배에 손을 올렸는데 이게 아무런 느낌이 나지 않는 거다.
'내가 너무 늦었나? 왜 아무것도 안 느껴지지?'
그냥 부드러운 아내의 살 촉감뿐이다.

아내의 기뻐하는 얼굴을 보니까 살짝 질투가 났다.
별아, 나도 느껴보고 싶은데…
아빠한텐 왜 안 보여주는 거야? 왜? 왜!

2016년 7월 21일

드디어 우리 별이가 움직였다!
발로, 그리고 손으로 툭! 차는 것 같은 느낌이었다!
와, 진짜 신기하다!
그래, 아빠야 아빠! 별이가 아빠 손인 걸 눈치챈 것 같아.
아까보다 더 움직이는 걸 보니까 말이야. 너도 아빠가 느껴지는 거야?
그래! 네 아빠야!
아빠는 널 만날 날을 손꼽아 기다리고 있어.
별아, 사랑해!

2016년 8월 5일

휴, 너무 후덥지근하다.
나도 이리 힘든데 아내는 얼마나 힘들까…? 그리고 별이도 얼마나 덥고 힘들까?
아, 아닌가? 별이는 그저 편안하고 행복할 수 있겠구나, 흐흐.
정말 날씨가 사람 잡는다는 게 이런 건가봐.
더워도 쨍쨍 맑은 날이면 좋겠는데,
벌써 며칠째 우중충한 날이 이어진다. 비도 많이 오고.
그래서 아내가 걱정이야. 지치고 짜증도 많이 날 텐데….
임신을 한다는 건 어떤 느낌일까? 정말이지 내가 바꿔서 대신해주고 싶다.
말도 안 되는 얘기지만, 진짜 그러고 싶다. 에휴….
아, 이참에 아내 기분도 풀어줄 겸 시원한 이벤트 같은 걸 해볼까?
그런데 뭘 해주지?

🏷 2016년 8월 27일

아내와 함께 양평에 있는 펜션에 놀러 왔다.
아내의 몸이 점점 무거워져 휴가를 가까운 곳에서 간단하게 보내기로 한 것이다.
아이가 생긴다는 건 여러모로 이렇게 생활의 변화를 가져온다는 생각이
문득 들었다. 아내는 여행 마니아인데….
그리고 지금까지는 매년 해외여행을 가자는 약속을 꼭 지켜왔는데….
아무래도 올해는 물 건너간 것 같다.
별아~, 물론 너 때문은 아니야!
어쨌든 오랜만에 공기 좋은 곳에서 아내와 오붓하게 시간을 보내니 참 좋았다.
내년에는 우리 둘 사이에서 뛰어놀 별이가 있겠지?
참 신기하다. 그리고 행복하다!

🏷 2016년 9월 18일

별아, 바깥공기가 어땠니? 시원하지 않았어?
물이 철썩이는 소리와 끼룩끼룩 소리는 들었니?
오늘은 네 엄마랑 바닷가에 와서 시간을 보냈어.
시원하게 물이 철썩이는 소리는 파도 소리였고,
끼룩끼룩 소리는 바로 갈매기라는 새가 우는 소리야. 신기하지?
세상에는 정말 신기하고 재미있는 게 많아. 어서 나와서 엄마 아빠랑 같이 놀자!
아마 별이도 바다를 아주 좋아할 거야.
엄마 아빠 모두 바다를 엄청 좋아하니 말이야.

🏷 2016년 9월 26일

정말 눈물 날 것 같다.
아니, 솔직히 흘린 것 같아. 에잉.
퇴근하고 집에 왔는데 말이야, 글쎄, 아내가 나를 위해서
생일 파티를 해줬지 뭐야.
일에 치여서 까먹고 있었는데, 집에 들어오는 순간 '아! 생일이었지!'

깨달았단다.
아내는 내가 좋아하는 김치찜, 보쌈, 홍어를 준비하고, 거기다가
시원한 맥주까지 사놓고 날 기다렸어. 와, 진짜… 나 결혼 너무 잘한 거 아냐?
자기는 먹지도 못할 무거운 맥주는 또 왜 샀대? 정말 감동적이지?
사랑해, 여보! 별아, 역시 너희 엄마가 짱이다!

2016년 10월 10일

오늘은 날씨가 선선하고 좋아서 아내와 함께 별이 옷을 사러 갔다.
어쩜 이렇게 예쁜 옷들이 많은지….
옆에서 아내가 계속 '오빠! 저거 좀 봐! 진짜 귀엽지! 어머 너무 귀여워!
우리 이거 살까?' 호들갑을 떠는데 솔직히 머리가 살짝 아팠다.
그렇지만 기분은 정말 좋았다.
아내의 행복해하는 모습을 보니 나도 덩달아 기분이 좋아질 수밖에….
오늘 돈을 좀 많이 쓰긴 했는데, 예쁜 걸로 고르고 골라서 후회는 전혀 없다!
별아~ 넌 좋겠다! 엄마 아빠가 이렇게 이쁜 옷도 사주고 말이야.
너도 빨리 입어보고 싶지?

2016년 10월 21일

친구 놈이 예전에 자기 애가 썼던 물품들을 준다고 해서 갔다.
쓸 만한 것들이 많아서 기분 좋게 고르고 있는데, 글쎄 이놈이 갑자기
자기가 선배랍시고 육아 이야기를 늘어놓기 시작했다.
그런데 더 웃긴 건 그 얘기에 내가 정신없이 빠져들었다는 거다.
나도 이제 진짜 아빠 마인드가 된 건가?
그 얘기들이 왜 그리 재미있고 공감이 되던지….
집에 와서 아내한테도 이런저런 얘기를 들려줬더니 아내도 내 얘기에 집중하고
공감했다. 크크, 그런 우리 둘의 모습이 정말 웃겼다.
아이고, 벌써 엄마 아빠 다 됐네~.

▶ 2016년 11월 14일

아내의 배가 많이 불렀다. 언제 이렇게 별이가 컸지?
이젠 정말 실감이 난다.
내가 얘기를 하면 대답이라도 하는 것처럼
별이의 움직임이 굉장히 명확하고 크다.
나중에 자라면 목소리도 엄청 큰 거 아냐?
그나저나 아내는 요즘 작은 움직임도 조심하는 것 같다.
내가 더 많이 도와주고, 별이를 맞이할 준비를 해야겠다는 생각이 들었다.

▶ 2016년 11월 27일

양가 부모님이 오신다고 해서 아침부터 분주하게 움직였다.
아내에겐 좀 쉬라고 하고, 오랜만에 집 안 대청소도 하고 요리도 했다.
점심때는 처가댁 어르신들이 오셨고,
저녁때는 우리 부모님들이 오셔서 식사하고 가셨다.
그런데 오늘 그분들의 얼굴에서 잠깐이지만 '삶'이란 것을 보았다.
이분들 덕분에 우리가 여기에 있고,
지금은 별이까지 있다는 그 사실이 너무나도 감사했다.
역시 사람은 아이를 가져봐야 부모님의 사랑을 알 수 있다는 말이
영 틀린 말은 아닌가보다.
쑥스럽지만 이렇게 외쳐봐요.
"엄마 아빠! 장모님, 장인어른! 사랑합니다!

▶ 2016년 12월 13일

아내와 함께 병원에 다녀왔다.
이제 곧 출산일이 임박했으니,
항상 대기 상황임을 인지하고 있으라고 했다.
왠지 모르게 심장이 두근두근 뛰었다.
아내에게도 물어보니 자기도 그랬다고 했다.

그리고 왠지 배 속의 별이도 그 작은 심장을 콩콩거리며
'저도 그래요! 엄마! 아빠! 이제 준비하세요!'라 말하면서 윙크를 하는 것 같았다.

2016년 12월 26일

크리스마스다. 와, 정말 시간 빠르네, 어느새 크리스마스라니.
아내는 별이 생일을 크리스마스에 맞춰보겠다고 요 며칠 여기저기 돌아다니고
계단도 오르내리며 노력했지만, 생각대로 되지는 않았다.
아무래도 별이는 한고집 하나보다.
별아? 엄마가 그렇게 원하는데 그날 좀 나와주지 그랬니?
뭐, 이날이든 저 날이든 무슨 상관이야, 그치?
그저 엄마 너무 아프지 않게, 그리고 너도 건강하게 나오기만 하면 돼. 알았지?
곧 만나자, 별아!
여보, 우리 조금만 더 힘내자!

2017년 1월 1일

드디어… 별이가 태어났다!
아내는 엄마가 되었고, 나는 아빠가 되었다.
그리고 별이는 우리 식구가 되었다.
너무나 감격스럽고 경이로운 이 탄생에 나는 한동안 말없이 그저 울기만 했다.
그리고 모든 식구가 다 함께 우리를 축하해주었다.
이 기분을 어떻게 표현해야 할까?
나 정말 행복하다. 앞으로도 열심히, 진짜 열심히 살아야지!
좋은 아빠가 되어야지. 우린 잘할 수 있어. 그치, 여보? 그리고 별아?
여보, 정말 수고 많았어! 별아, 만나서 반가워!
우리 가족 행복하게 잘 살자! 다들 정말 고맙고, 사랑해!

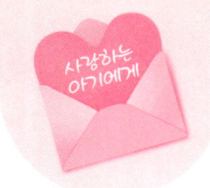

나오는 말_

보이스 이펙트를 위한
보이스 스타일링의 중요성

이번 책을 준비하는 과정은 쉽지 않았다. 생명의 시작을 다루는 것은 다른 어떤 주제보다 깊고 본질적이며 인간의 꿈과 목표 따위로는 범접할 수 없는 신의 영역, 혹은 자연의 섭리 차원이기 때문이다. '이런 무겁고 고차원적 주제를 내가 잘 다룰 수 있을까?' 하는 조심스러움과 두려움으로 책을 쓰는 내내 마음 한편이 무거웠다.

그래도 마음을 먹고 끝까지 밀어붙일 수 있었던 이유는 나 역시 아내와 함께 그 길을 걸어가야 하기 때문이었다. 두렵고 막막한, 하지만 너무나도 경이롭고 아름다운 그 여정을 힘차게 걸을 길잡이를 정립하고 싶었다. 또 앞으로 나와 같은 길을 걸을 다른 이들에게 도움을 줄 수 있으리라는 믿음이 있기도 했다. 글을 마치는 지금, 나는 그러한 생각에 이전보다 더한 확고한 믿음이 생겼다.

처음 태교에 관한 책을 써보자 했을 때, 그저 '오, 좋은데요?' 정도로 가볍고 쉽게 생각했었다. 하지만 원고가 진행될수록 생각이 많아지고 자신감이 떨어졌다. 나는 아직 경험이 없었고, 태교는 누구든 인생에서 가장 중요한 요소라 믿는 분야였다. 또 수많이 이들이 제시한 좋은 글이나 자료, 방법들도 너무나 많았다. 그럼에도 불구하고 우리는 우리만의 방식으로 진리를 탐구하고, 구체적인 태교 방식과 훈련법 등을 제시하였다. 그럴 수 있었던 배경에는 역시 '보이스 스타일링'이라는 명확하고 흔들림 없는 진실이 자리하고 있었기 때문이다.

보이스 스타일링의 첫 이론서인 〈말의 품격을 더하는 보이스 스타일링〉을 김나연 대표가 집필할 때만 해도 사실 나는 보이스 스타일링에 대해 살짝 미심쩍은 생각을 가졌었다. 하지만 책의 집필에 도움이 되고자 보이스 스타일링을 훈련하며 책의 예문을 녹음하는 과정 등을 거치면서 점차 이 경이로운 훈련법에 흠뻑 빠지게 되었다. 보이스 스타일링은 나 자신의 정체성을 찾을 수 있게 도와주었고, 자존감을 높여주었다. 동시에 세상과 진정한 소통을 이루고 공감을 나누는 법을 알려주었다.

첫 책의 출간과 함께 보이스 스타일링은 드디어 세상과 만나게 되었다. 그런데 그 감흥이 채 가시기도 전에 보이스 스타일링의 두 번째 책인 〈프로 유튜버에 딱 맞는 목소리 만들기〉가 기획되었고, 대표님은 내게 그 책의 공저를 제안하였다. 아마도 보이스 스타일링을 대하는 나의 진정성을 느꼈기 때문이었으리라. 대표님의 믿음과 배려가 감사했지만, 동시에 무거운 책임감을 느꼈다. 그런데 그런 내게 용기를 준 것은 바로 보이스 스타일링이었다. 보이스 스타일링의 힘을 믿었던 나는 제안을 받아들였고, 열심히 두 번째 책을 준비했다. 그리고 시간이 흘러 어느새 세 번째 책의 출간을 눈앞에 두게 되었다.

보이스 스타일링 관련 책들의 출간 과정을 구구절절 언급한 이유는 바로 첫 책과 두 번째 책, 그리고 세 번째인 이 책과의 상관관계를 이야기하고 싶어서이다. 보이스 스타일링은 크게 다섯 단계로 이루어졌다. 첫째는 나 자신의 호흡과 목소리를 찾아 자아와 마주하는 말하기호흡이다. 두 번째는 상대를 존중하고 배려하는 동그라미호흡이다. 세 번째는 각자의 동그라미호흡을 통해 상대와 소통과 공감을 나누는 포물선대화이다. 네 번째는 보이스 스타일링을 체화하기 위한 다양한 훈련 과정이다. 그리고 다섯 번째로 일상 속에서 말하는 대상과 상황에 맞는 보이스 캐릭터를 완성하는 순서가 이어진다.

원론서인 첫 책 〈말의 품격을 더하는 보이스 스타일링〉은 보이스 스타일링의 개념과 기본 이론을 소개했다. 이는 내 목소리를 찾음으로써 자신만의 개성과 정체성을 확립하는 보이스 스타일링의 첫 단계, 즉 말하기호흡과 닮아 있다. 두 번째 책인 〈프로 유튜버에 딱 맞는 목소리 만들기〉는 청자인 유튜브 시청자를 인식하고 감싸 안는 두 번째 단계, 동그라미호흡의 실전서 개념이다. 그리고 이 책은 보이스 스타일링의 세 번째 단계인 포물선대화의 개념과 완벽하게 일치한다. 아내와 남편의 동그라미호흡이 만나 소통과 공감을 이루는 포물선대화의 중심에 사랑의 정점인 아기가 존재하기 때문이다. 이는 부부간의 포물선대화이기도 하지만, 부모와 아기 사이에 이루어지는 포물선대화이기도 하다. 이 책의 발간과 함께 드디어 보이스 스타일링의 기본 핵심 이론 3부작이 완성되는 셈이다(그렇다면 다음은 뭘까? 무엇을 기대해도 좋다. 기대 이상의 것이 온다).

이 책을 집필하던 우리는 미처 깨닫지 못했던 '보이스 스타일링 시리즈'의 흐름에 놀라움을 감출 수 없었다. 사실 처음부터 이 순서대로 계획한 것은 아니었다. 〈프로 유튜버에 딱 맞는 목소리 만들기〉의 갑작스러운 기획으로 태교 관련 주제가 세 번째가 되었다. 본의 아니게 순서가 뒤바뀐 것이다. 하지만 오히려 그것이 보이스 스타일링 이론의 순차적 완성을 가능하게 했다. 자연스럽게 이어진 보이스 스타일링 이론의 완성 과정에 더욱더 경이감을 갖게 된 이유이기도 하다. 우리의 의지와 관계없이 묘한 자연의 법칙이 작동하였음을 확신한 것이다. 그와 같은 자연의 법칙은 우리 곁에 언제나 존재하며 서로의 관계를 엮어주는, 보이지 않는 힘이라는 것을 알게 되었다. 그리고 그 힘은 바로 나의 동그라미호흡에서부터 비롯된다. 나와 타인의 관계는 서로의 호흡이 만나며 소통과 공감을 통해 진정성을 갖게 된다. 그리고 그러한 관계 맺기는 곧 호흡으로 나만의 목소리를 찾고, 상대와 진정성 있게 소통하는 것으로부터 시작한다.

생성과 소멸, 모든 자연과 우주의 법칙이 그러하듯 너와 나, 우리의 인생사 또한 동그라미를 그리면서 끊임없이 이어질 것이다. 생로병사가 거듭되는 인간사의 순환 중 한 생명의 시작인 '태교'라는 첫 페이지를 다루는 것은, 어찌 보면 시작과 끝을 알 수 없는 네버엔딩 스토리에서 인위적인 한 지점을 설정한 것일 수도 있다.

하지만 '시작이 좋아야 끝이 좋다.'는 말이 있지 않은가. 소중한 생명과 처음 마주하는 중요한 시기에 함께 공감하고, 태교의 중요성을 인식하며, 보이스 스타일링이라는 '참 좋은' 태교 방식을 공유하는 것만으로도 큰 의미가 있다고 생각한다. 아무쪼록 이 책이 태교를 준비하는 모든 이들에게 도움이 되기를 간절히 희망한다.

마지막으로 인생의 수많은 갈래 길 앞에서 주춤주춤 방황하던 나에게 '이쪽은 어때? 나랑 같이 가보지 않을래?'라고 미소 지은 존경하는 김나연 대표님, 지금의 나와 같은 생각과 마음으로 태교를 하고, 건강하게 낳아 키워주신 무한 내리사랑의 주인공 선학균 화백님과 최청자 여사님께 깊은 감사를 드린다. 더불어 곧 만나게 될 새로운 가족(!), '우리 아기'와 함께 삶이란 길을 함께 걸어줄 사랑하는 나의 아내 김은경에게 무한한 감사와 사랑을 날려본다. 동그랗게!

2020년 8월 서교동에서

선호제

내 아이를 위한
목소리 태교
엄마 아빠의 목소리로 사랑하는 아이와 마주하기

1판 1쇄 인쇄　2020년 9월 4일
1판 1쇄 발행　2020년 9월 10일

지은이　　김나연 · 선호제

발행인　　김태웅
출판코디　정도준
일러스트　신희정
편집　　　손혜경
디자인　　김민정
관리　　　김은경

펴낸곳　　도서출판 보일러
등록　　　2020년 2월 10일 (제 2020-000030호)
주소　　　서울 마포구 월드컵북로 59, 레이즈빌딩 7층
전화　　　070-4187-2851
팩스　　　02-780-2857
이메일　　info@nyenm.com

ISBN 979-11-969777-7-1　13590

* 도서출판 보일러는 (주)엔와이이엔엠의 출판 전문 브랜드입니다.

* 이 책은 도서출판 보일러가 저작권자와의 계약에 따라 발행한 것이므로
  본사의 서면 허락 없이는 어떠한 형태나 수단으로도 이 책의 내용을 이용할 수 없습니다.
* 잘못된 책은 교환해 드립니다.
* 책 정가는 뒤표지에 있습니다.